Contribution au Traitement de la Tuberculose

TUBERCULINE T. J.

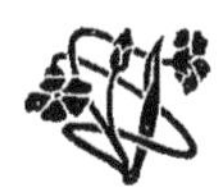

PARIS
IMPRIMERIE F. JOURDAN
36-38, rue de la Goutte-d'Or
—
1906

Contribution au Traitement de la TUBERCULOSE

Emploi de la Tuberculine T. J.

Laboratoire du Dr C. Jacobs,
Bruxelles.

De nos jours, devant les progrès de la science, le médecin ne peut plus avoir recours, dans le traitement de la tuberculose, aux remèdes purement empiriques. Depuis la découverte de Koch, le traitement du tuberculeux a pris une orientation nouvelle qui doit faire abandonner définitivement cette longue liste de médicaments antituberculeux qui n'ont jamais guéri que les cas qui guérissent sans médication.

La tuberculose est une infection curable. Connaissant l'agent infectieux, le médecin s'adressera aux méthodes thérapeutiques rationnelles combinées avec un genre de vie approprié et une hygiène convenable.

Ces méthodes rationnelles de traitement sont au nombre de deux : 1° la cure d'air et de repos; 2° l'application du traitement spécifique.

La cure d'air et de repos se réalise le mieux dans le Sanatorium, parce que dans un établissement spécial se trouvent seules réunies toutes les conditions qui peuvent assurer les heureux effets d'un traitement.

Nous appelons l'attention du corps médical sur les efforts poursuivis en France dans ces dernières années dans le but de créer, dans différentes parties du territoire, des établissements de ce genre.

Parmi eux, le *Sanatorium de la Mantéga,* à Nice, réalise tous les desiderata : sa situation idéale à l'abri des vents, son altitude, le climat, ses installations perfectionnées en font un établissement de premier ordre qui peut rivaliser, avec succès, avec les établissements étrangers.

S'il est vrai que tout médecin a rencontré dans sa vie professionnelle des tuberculeux qui, refusant de se soumettre à aucun régime, à aucune médication, vivaient à leur guise, et chez lesquels cependant le processus morbide s'arrêtait et parfois disparaissait, est-il cependant un praticien qui contesterait que, si l'on veut réunir toutes les chances de guérison, il faut recourir aux méthodes rationnelles, à la cure d'air et de repos, et au traitement spécifique?

En 1890, Koch annonça qu'il était en possession d'un moyen de guérir la tuberculose; l'enthousiasme qui accueillit cette communication n'est plus à rappeler. Malheureusement, de nombreux accidents furent bientôt signalés, et rapidement une hostilité réelle s'empara du corps médical. Les médecins en vinrent à dénier toute valeur à la tuberculine de Koch, la considérant comme un agent des plus dangereux. Cette hostilité existe encore aujourd'hui.

Koch continua néanmoins ses recherches et fit connaître en 1897 et en 1901 de nouvelles tuberculines — qui n'ont jamais réussi à pénétrer dans la pratique courante.

D'autres savants continuèrent ces recherches, s'attelèrent à la solution du problème : *Klebs, Buchner, Hirschfelder, Maragliano, Marmorek, Denys, Jacobs, Behring...*

Jacobs, le chirurgien belge bien connu, est arrivé en 1897 à préparer dans les laboratoires de sa clinique de Bruxelles une tuberculine qui diffère notablement des tuberculines citées plus haut. Après de longues et nombreuses expériences sur les animaux, il en fit l'expérience sur le malade.

Ces expériences ont été poursuivies pendant plusieurs années en Belgique, en Angleterre, en Suisse, par de nombreux médecins. Les résultats ayant été très favorables, Jacobs fit, en 1906, à la Société Internationale de la Tuberculose, à Paris, une communication publique. Les médecins des dispensaires antituberculeux de la ville de Paris soumirent à ce traitement les malades de leurs consultations gratuites, avec des résultats régulièrement favorables.

Aujourd'hui, des centaines de malades ont été soumis au traitement par la T. J. On peut évaluer à 53 °/₀ la proportion de guérisons obtenues, à 34 °/₀ la proportion d'améliorations, soit un total de succès de 87 °/₀ environ.

Petit à petit, devant les faits, le corps médical revient de ses préventions envers le traitement de l'infection tuberculeuse par la tuberculine. Il est à prévoir que toutes les préventions tomberont définitivement et que l'emploi de la tuberculine T. J. se généralisera. En effet, cette thérapeutique est d'un maniement facile, exempte de tout danger. Son emploi ne donne jamais lieu à des élévations de température; il est même d'observation courante que la fièvre cède rapidement chez les fébricitants.

Nous ne pouvons assez insister sur les négligences commises souvent par le praticien. Les règles d'application de cette méthode de traitement sont des plus simples, mais quelque peu minutieuses. Le malade demande à être surveillé, suivi de près, ce qui permet au médecin traitant de diriger la cure d'une façon mathématique et d'empêcher les imprudences.

Dans les cas graves, dans les cas de tuberculose aiguë, il faut guider le traitement par les analyses de sang faites régulièrement, ainsi que l'a si bien exposé le Dr Bernheim au Congrès de Lisbonne. On peut suivre ainsi la marche de l'infection pas à pas, la guider vers telle ou telle voie et s'en rendre maître.

Ce traitement ne contre-indique aucunement le séjour dans les sanatoria. C'est dans ces établissements que le traitement spécifique réussira le mieux, car on pourra ajouter les avantages prophylactiques du sanatorium aux avantages du traitement spécifique.

Nous reproduisons succinctement les principaux articles parus dans la presse médicale se rapportant aux applications de la T. J. et aux résultats obtenus.

Tuberculose cutanée

Lettre ouverte publiée dans le *Progrès Médical Belge.*
15 Février 1903.

Au docteur Ch. Jacobs.

MON CHER CONFRÈRE,

En juin 1902, vous me proposiez d'employer comme traitement unique des cas de tuberculose cutanée avérée, l'emploi en injection sous-cutanée d'une substance préparée par vous-même dans votre laboratoire de l'Institut Sainte-Anne.

En présence des résultats obtenus antérieurement par vous dans des cas, même très graves, de tuberculose pulmonaire, résultats comportant ce que l'on peut appeler une guérison actuelle;

Devant votre affirmation d'absence complète de phénomène fébrile réactionnel quelconque, fait que j'ai amplement pu vérifier dans la suite : jamais, comme je vous le dirai plus loin, mes malades n'ont dû interrompre leur besogne de la veille par suite des injections;

Considérant combien est facile l'observation aussi fréquente qu'on le désire des phénomènes locaux dans la tuberculose cutanée, de même que l'observation de l'état général : température, poids et nutrition générale, état de l'appétit, des forces musculaires, sommeil, etc., etc;

M'appuyant, d'autre part, sur votre passé scientifique, j'ai accepté avec empressement de m'associer à vos expériences ultérieures et, depuis cette époque, j'ai donc fait moi-même, avec les liquides que vous m'avez fournis, des injections hypodermiques chez un certain nombre de malades atteints de lésions cutanées manifestement tuberculeuses.

Je suis heureux de pouvoir vous communiquer aujourd'hui les résultats actuels de ce traitement nouveau, tout au moins chez les malades injectés depuis un certain temps.

Nombre de malades injectés par moi. — Le chiffre des observations que je rapporte aujourd'hui est forcément petit, parce que, jusqu'en ces derniers temps, la quantité de liquide mise à ma disposition était limitée. Les résultats sont concordants, et depuis que j'ai pu commencer le traitement chez de nouveaux malades, j'observe chez ceux-ci ce qu'il m'a été donné de constater chez les premiers.

Choix des malades à injecter. — Mon matériel d'injection étant donc limité, j'ai choisi uniquement des malades atteints de lupus vulgaire ou de gommes scrofulo-tuberculeuses.

Le lupus vulgaire, lupus tuberculeux, de Willan et Bateman, avec les gommes scrofulo-tuberculeuses dermiques et hypodermiques, tous deux fréquemment accompagnés d'un cortège de lymphangites spécifiques et de tuberculoses ganglionnaires, sont des productions cutanées, dont la nature tuberculeuse, bacillaire de Koch, est admise universellement et sans conteste possible par tous les dermatologistes. Il est facile de constater par l'œil et par le toucher quelle est leur évolution et l'observation peut en être des plus rigoureuses et contrôlée par des témoins sans prévention.

Il est vrai que ces lésions constituent des tuberculoses généralement — mais pas toujours — d'une virulence plutôt atténuée :

L'examen microscopique doit être patient pour y rechercher et trouver les bacilles de Koch. On peut faire sur un fragment de tissu lupeux de nombreuses coupes en séries avant de rencontrer un seul bacille; mais souvent alors, qu'une première coupe apparaisse portant un ou quelques bacilles, d'autres suivent avec des bacilles plus régulièrement nombreux; en d'autres termes, il faut tomber sur les nids de bacilles.

La démonstration expérimentale par l'inoculation demande certaines précautions : choix du morceau à inoculer, son volume, choix de l'animal réactif et du lieu d'inoculation, inoculations en séries, etc.

Mais, je le répète, personne, à l'heure actuelle, ne songe plus à nier la nature tuberculeuse du lupus vulgaire. Il en est de même pour les gommes scrofulo-tuberculeuses de la peau : leur évolution par propagation lymphangitique, de la périphérie vers le centre, vers le poumon qu'elles tuberculisent, est malheureusement d'observation clinique courante.

Peut-être, le facteur « atténuation de virulence de la tuberculose quand elle est cutanée », était-il une mauvaise condition pour l'expérimentation d'un produit employé « spécifiquement » contre le bacille de Koch et les lésions pathologiques qu'il engendre.

Pour mieux exprimer ma pensée, je dirai : peut-être un traitement de ce genre, un spécifique, mordrait-il mieux sur des lésions d'autres organes plus facilement tuberculisables, plus « florides en bacilles ».

Cela est très possible : ce qui s'est passé sur l'une de mes malades (voir OBSERV. n° III) me porte à croire, en effet, que très probablement l'action curative est déterminée par la présence même des bacilles tuberculeux à l'intérieur des tissus. Je veux parler du réveil de certains foyers qui étaient non pas guéris, mais en sommeil, en latence de tuberculose. La guérison obtenue précédemment n'était qu'un semblant de guérison et l'organisme qui avait élevé un rempart de tissu fibreux autour des anciennes lésions n'avait pas pu détruire, ni même probablement attaquer, la vitalité des bacilles enfermés dans la barrière fibreuse. Sous l'influence du traitement, *ces anciens foyers se sont réveillés, ont évolué avec une rapidité non encore vue* (un noyau fibreux ancien a gonflé, s'est transformé en gomme crue, celle-ci s'est ramollie, puis cicatrisée, le tout en trois semaines), *mais sans fracas, ni réaction générale ou de voisinage,* et il y a lieu de croire maintenant à la guérison définitive de cette localisation.

Quoi qu'il en soit de cet amoindrissement possible d'efficacité de votre traitement vis-à-vis de localisations peu riches en bacilles, aucune des lésions traitées n'est restée indifférente, et la lecture des observations suivantes fera juger du résultat obtenu.

Observation I.

Mes... El..., 24 ans, ménagère.

Vient pour la première fois à la clinique Sainte-Anne le *5 juillet 1902*; elle présente à la partie supérieure du thorax et à la région sous-maxillaire jusque sous l'oreille à droite, une collection de nombreuses gommes scrofulo-tuberculeuses, variant du volume d'une bille à celui d'un gros œuf de poule.

Voici d'abord le résultat de l'interrogatoire de la maladie sur ses antécédents :

Antécédents héréditaires : rien à noter.

Antécédents personnels : n'a jamais été malade, mais a toujours eu une santé plutôt délicate.

Était mariée : son mari est mort il y a trois ans et demi, de tuberculose pulmonaire ; cependant dans les huit derniers mois de sa vie, il n'habitait plus avec elle et se faisait soigner chez sa mère. Un enfant de ce mariage a actuellement 4 ans, ne présente aucun symptôme de maladie caractérisée, mais reste malingre et chétif (un deuxième enfant né longtemps après la mort du mari a eu, en novembre 1902, la rougeole, puis une toux qui a duré quelques semaines et l'a conduit à la mort).

La malade a vu se développer les lésions qu'elle porte actuellement, depuis un an et demi, autant qu'elle peut préciser, donc deux ans après la mort de son mari.

Elle ne tousse pas.

La première gomme est apparue vers le tiers externe de la clavicule, à la partie supérieure ; une deuxième dans le prolongement de la première, à peu près au niveau du sternum.

La troisième sous la première.

La quatrième en date, au niveau de l'angle de la mâchoire du même côté ; puis successivement près du sternum du côté droit, clavicule gauche partie interne, région sous-mentonnière, région post-auriculaire.

Description des lésions avant le traitement.

La *première* gomme en date est située juste au-dessus de la clavicule vers son tiers externe, à grand axe dans la même direction que la clavicule : elle mesure 6 centimètres sur 3 1/2 centimètres ; ulcérée du côté interne, présentant des bourgeons flasques saignant spontanément, ces bourgeons émergent d'un réseau de tissu lardacé demi-transparent, friable ; du côté externe, elle n'est pas ulcérée et forme une saillie convexe de 1 centimètre de hauteur environ ; si l'on appuie sur cette saillie, du pus épais vient s'écouler du côté libre de la plaie ; sous cette saillie existe un décollement de plusieurs centimètres d'étendue ; la sonde butte dans des culs-de-sac, mais nulle part n'arrive à l'os : il s'agit bien d'une lésion uniquement cutanée.

D'ailleurs, la gomme et son atmosphère sont mobiles, et n'ont aucune adhérence avec la clavicule. Entourée d'une aréole lymphangitique épaisse.

Deuxième. — Presque parallèlement à cette première gomme, sous la clavicule, une gomme un peu plus petite (grand axe oblique de haut en bas et de dehors en dedans 4 centimètres, petit axe vertical 2 1/2 centimètres) encore crue à la partie externe, ulcérée à la partie interne.

Troisième. — A quelques centimètres dans le prolongement du grand axe de la première gomme, reposant sur l'angle formé par la clavicule et le sternum, une surface ovalaire de 3 centimères environ, un peu moins large, recouverte de croûtes brunes ou jaune sale ; sous ces croûtes, surface lardacée friable avec bourgeons flasques et saignants.

Quatrième. — Remplissant le premier intervalle intercostal droit, une gomme ouverte au centre, la périphérie formant un gros bourrelet irrégulier, violet : elle semble formée de l'agglomération de plusieurs gommes dont on devine les contours à sa périphérie.

Côté gauche. — Presque symétriquement à la quatrième et parallèle à la clavicule gauche, une gomme à surface allongée, ulcérée en partie, encore crue dans sa moitié externe.

Tout l'espace sous-maxillaire droit est comblé par un œdème blanc demi-dur renfermant çà et là des noyaux gommeux distincts, ceux-ci de consistance plus forte et plus ou moins délimités. Ce coussin part de l'oreille dont il embrasse le lobule, prolonge la face vers le bas et semble pendre sous le maxillaire, il diminue sensiblement sous le côté gauche, et s'arrête sous le bord gauche du menton.

Sous la saillie mentonnière, cet œdème est divisé en deux par un pli horizontal ; la partie inférieure sous ce pli logeant une bande allongée d'infiltration gommeuse, formant corps avec la peau, non ulcérée, fluctuante ; la partie supérieure logeant une gomme allongée, fluctuante et, au-dessus de celle-ci, presque sur le maxillaire, une gomme ramollie, grosse comme une forte bille, recouverte d'une peau amincie, violacée ; un infiltrat plus dur à son centre, mal limité à sa périphérie, faisant corps avec la peau, détachable des tissus sous-jacents, peut être palpé environ à l'angle de la mâchoire.

Derrière et sous le lobule de l'oreille, gomme ramollie verticale de plusieurs centimètres de hauteur, à peau amincie rouge violacé ; le centre en est occupé par une croûte jaune, épaisse, encastrée dans la peau. La croûte enlevée, il s'écoule quelques gouttes d'un pus épais, grumeleux et l'on peut voir alors le tissu malade, composé d'une masse molle, friable, de tissu sphacélé.

Derrière l'oreille, une gomme crue, recouverte d'une peau adhérente violette, forme une tumeur grosse comme une très forte noisette ; au-dessus, gomme crue du volume d'une bille encastrée dans la peau, qui a gardé à son niveau son aspect normal.

Sous la voûte orbitaire droite, à son côté externe, une saillie allongée horizontalement, sans adhérences à la peau, adhérente au squelette, d'une dureté cartilagineuse. Depuis juillet jusqu'à aujourd'hui (janvier), ni l'aspect ni la consistance ne se sont modifiés, je crois qu'il s'agit d'un enchondrome.

Interrogée soigneusement au point de vue syphilis, quoique les lésions n'en aient ni l'allure ni l'aspect, rien ne me permet de diriger mon opinion de ce côté ; d'ailleurs, elle n'a jamais eu de fausse couche, a toujours été bien réglée ; aucun symptôme ne peut être relevé du côté syphilis.

Elle ne tousse pas, ne transpire pas la nuit, mais sent elle-même qu'elle perd ses forces et s'affaiblit.

Traitement. — 9 juillet 1902 : Première injection de la première série. Chaque injection, de 2 centimètres cubes, est poussée dans le tissu cellulaire sous-cutané ; les régions choisies sont le tissu sous-cutané de la fesse, de l'angle inférieur de l'omoplate ou du ventre. Elle se fait au moyen d'une seringue en verre bien stérilisable, munie d'une aiguille en platine de 5 centimètres de longueur. Elle ne détermine aucune autre douleur que celle de la piqûre et est résorbée en quelques instants. Jamais aucune injection n'a été suivie d'incident local inflammatoire, d'urticaire ou autre, jamais de température ni de phénomène réactionnel quelconque.

Deux injections par semaine jusqu'au 30 juillet ; en tout, six de la première série.

Dès la troisième injection, on voit les bords de chaque gomme se dessiner plus nettement par suite de la disparition des lymphangites qui l'entourent; sous l'angle de la mâchoire, par exemple, par suite du ramollissement, par résorption, du coussin d'œdème demi-dur, on peut isoler la gomme crue qui s'y trouve. En même temps, les surfaces ulcérées se détergent et des bourgeons, plus rouges et plus vivaces, se montrent ; ces bourgeons ne saignent plus quand la malade se déshabille.

Dès la troisième injection, la malade accuse une augmentation de l'appétit et un sommeil meilleur. Elle déclare se sentir plus alerte et est toute heureuse de se trouver plus forte dans ses travaux de ménage. Elle a, cependant, perdu de son poids et pèse 59 kilogrammes (au début 60).

A la quatrième injection (19 juillet), nous constatons que les lésions ont diminué encore en surface par suite de leurs limites plus nettes. Cependant, une gomme nouvelle est en voie de formation vers le côté interne de l'insertion inférieure du sterno-cléido-mastoïdien droit. Sous le menton, la fluctuation d'une gomme est de plus en plus manifeste et me détermine à faire une ponction avec la seringue de Pravaz ; j'en retire 6 centimètres cubes d'un pus crémeux.

Quatre jours après (23 juillet), une ponction semblable ramène encore 6 centimètres cubes du même pus provenant de la même gomme et un demi-centimètre d'une gomme contiguë juste sous le rebord du menton.

30 juillet : Première injection de la série n° II. L'état local s'améliore, mais les gommes situées près de l'oreille se sont ramollies et il est nécessaire d'y pratiquer des ponctions.

La nouvelle gomme près du sternum évolue avec rapidité ; la peau qui la recouvre est d'un rouge violacé ; on dirait qu'elle commence déjà à ramollir.

L'œdème sous-maxillaire disparaît rapidement.

L'état général devient aussi meilleur, l'appétit augmente chaque jour et le poids se relève : 60 kilogr. 500.

Quatre injections de cette série jusqu'au 16 août.

23 août : Première injection de la série III. Il n'y a plus de pus nulle part et les gommes ouvertes se cicatrisent franchement. Celle à l'angle de la mâchoire se résorbe sans fonte. La dernière en date, près du sternum, est moins consistante, mais il ne s'y forme pas de pus.

Vingt et une injections (n° III) jusqu'au 5 novembre.

A cette date, la malade cesse de se présenter à la Clinique, à cause de son plus jeune enfant ; elle revient se faire faire une injection le 29 novembre.

Pendant toute cette absence, elle s'est surmenée, soignant son enfant nuit et jour; son état général est resté bon. L'appétit se maintient et son poids a encore gagné un kilogramme. L'amélioration locale progresse toujours et la cicatrisation continue.

Cependant, la malade se plaint d'une douleur vague siégant dans la cuisse, avec irradiations vers le genou et le pied du côté gauche.

La région fessière, où ont été faites les injections, n'est aucunement sensible; un œdème blanc occupe toute la racine du membre inférieur gauche, et la pression digitale détermine une sensibilité plus grande vers le bas du grand trochanter; la marche est pénible.

Nouvelle absence jusqu'au 6 décembre.

6 décembre : Son enfant est mort, en novembre, des suites de la rougeole et a été emporté par une affection de poitrine. Quant à elle, les lésions locales sont très bien, l'état général est excellent, il n'y a pas de fièvre. Mais la marche reste difficile et claudicante par immobilisation de l'articulation coxale. Il n'y a, cependant, aucune douleur à la pression au niveau de cette articulation; la douleur, moyenne, est vague spontanément pendant la marche, par exemple. Elle est réveillée et paraît assez forte quand on appuie sur les masses musculaires du tiers supérieur de la cuisse.

Injections les 6, 10, 17, 23, 27 décembre.

27 décembre : Malgré l'amélioration locale, la malade est moins bien au point de vue général. Cela tient à ce qui se passe du côté de la cuisse : l'œdème ne change pas et le membre s'immobilise, ce qui rend la marche de plus en plus difficile. Le sommeil est moins bon par suite de la gêne des mouvements de la cuisse et l'obligation de dormir sur le côté droit, et par suite des douleurs que la malade ressent dans le membre; ces douleurs se localisent de plus en plus à la partie supérieure de la cuisse et au niveau de l'articulation coxo-fémorale.

Il faut ajouter encore que la malade a dû, dans ces derniers temps, se fatiguer outre mesure, son second enfant ayant eu également la rougeole.

Je la décide à rentrer à l'Institut Sainte-Anne, où le docteur Jacobs lui offre un lit.

(La suite de l'observation est prise dans le service du docteur Jacobs.)

La malade présente, à la partie supérieure et externe de la cuisse gauche, une tuméfaction rouge, très étendue, douloureuse, donnant, à certaines places, de la fluctuation profonde. Les mouvements de la cuisse sont douloureux. Dans la station couchée, le membre inférieur gauche repose à plat, sans contracture. Tous les mouvements du pied sont possibles, de même les mouvements du genou. Seule, la pression est sensible au niveau de la tumeur. La marche ressemble beaucoup à celle des coxalgiques au début. L'examen, sous chloroforme, nous permet d'écarter toute entreprise de l'articulation. Nous croyons plutôt à une lésion osseuse, abcès froid, au niveau du grand trochanter.

Une ponction profonde nous ayant donné du pus, nous pratiquons une incision profonde, qui laisse écouler assez abondamment un pus liquide, dont l'analyse démontre la nature spécifique. Cette opération fut pratiquée le 16 janvier 1903.

Au bout de quelques jours, toutes les douleurs avaient disparu, la peau avait repris sa coloration normale, la tuméfaction se réduisait progressivement. Aujourd'hui, il persiste une fistulette à l'endroit de l'incision, par laquelle s'écoule un peu de liquide louche, qui diminue de jour en jour. La malade n'a plus aucune douleur.

Depuis qu'elle séjourne à Sainte-Anne, nous lui avons fait vingt injections sous-cutanées, tantôt dans l'hypoderme thoracique, tantôt sur le ventre, tantôt dans la région lombaire.

Je n'accorde aucune importance à l'endroit où se pratique l'injection, l'absorption du liquide étant immédiate.

Observation II.

Valentine H..., 12 ans. *Lupus de la face interne du genou droit; gomme scrofulo-tuberculeuse de la main; abcès froid au tiers inférieur de la cuisse droite.*

Père bien portant. J'ai soigné sa mère pendant plusieurs années de tuberculose pulmonaire bilatérale ; celle-ci expectore encore actuellement; je n'ai pas fait d'analyse de ses crachats depuis quelques mois avant l'époque où j'ai commencé à soigner l'enfant ; il y avait de nombreux bacilles à la dernière analyse. Deux autres enfants, le plus jeune actuellement de quelques mois, en bonne santé apparente. Jamais aucune fausse couche, pas de syphilis.

12 juillet 1902 : Cette enfant vient, amenée par son père, me montrer trois lésions qu'elle porte à la peau. A la face interne du genou droit, un petit placard, grand comme une pièce de 2 francs, de lupus non exedens, légèrement surélevé et bosselé, à contours irréguliers formés par la juxtaposition de nodules lupeux. L'épiderme est intact. A la partie antérieure de ce placard existe, depuis un mois, un petit nodule grand comme un gros grain de blé, nodule lupeux typique, transparent sucre d'orge, d'une consistance molle ; le scarificateur y entre comme dans du beurre. Les parents sont peu affirmatifs sur la date du début du placard, l'enfant n'y ayant jamais ressenti aucune douleur ; le père croit, cependant, qu'il y a au moins deux ans qu'on y a remarqué le premier bouton, indolore, enchâssé dans la peau,

non croûteux, lequel s'est toujours agrandi jusqu'à présenter les dimensions actuelles. Parfois, me dit-il, il y a eu de petites pellicules ou des croûtes légères qui se sont guéries d'elles-mêmes.

La face externe du tiers inférieur de la cuisse du même côté est soulevée par une saillie ronde à bords en talus. Cette tumeur, de 5 à 6 centimètres de diamètre, de consistance rénitente, se déplace avec la peau, sans aucune adhérence à l'aponévrose ; elle ne fait cependant pas corps avec le revêtement cutané et semble localisée plutôt à sa face interne, dans le tissu cellulaire sous-cutané. Aucune douleur à la palpation, aucune modification extérieure de la peau, si ce n'est quelques lacis de vaisseaux dilatés bleuâtres. Aucune gêne dans les mouvements. Les parents ne sont pas plus affirmatifs sur la date de l'apparition de cette lésion : « Il y a longtemps qu'elle est là. »

Je fais une ponction à la seringue de Pravaz avec une très grosse aiguille et, après plusieurs tentatives, je parviens à grand'peine à retirer quelques gouttes d'un pus louche contenant de tout petits grumeaux grisâtres. L'examen microscopique montre des détritus de tissu conjonctif et des débris de leucocytes à peine colorables ; diagnostic de la lésion : abcès froid.

A la paume de la main droite, vers le centre de la main et à la base de l'éminence thénar, qu'elle délimite, se voit une saillie oblongue presque cylindrique d'un peu plus de 3 centimètres de longueur, d'un bon centimètre de largeur, recouverte d'une peau violacée. Sa consistance est ferme. Cette tumeur occupe toute la hauteur de la peau et suit, très légèrement, les mouvements des doigts ; la peau circonvoisine est le siège de lymphangites. L'enfant ne peut plus ouvrir complètement la main à cause de la gêne qui en résulte, et les mouvements passifs déterminent une très légère douleur. La peau est froide au niveau de la tumeur. Une ponction exploratrice à la seringue de Pravaz, à travers cette tuméfaction, montre qu'elle est de consistance plutôt molle, et je n'en retire que quelques gouttes de sang ; le lendemain, le point de la ponction est déjà guéri. Aucune cause ne peut être donnée pour motiver l'apparition de cette lésion ; elle s'est formée peu à peu et sans douleur dans la peau, qu'elle soulevait au début ; elle date de quelques semaines et s'est développée régulièrement depuis lors.

Diagnostic : gomme scrofulo-tuberculeuse. Quelques cordons lymphangitiques sous la peau du coude aboutissent à un ganglion épitrochléen gros comme un pois, insensible. Rien de semblable du côté opposé.

Auscultation : inspirations et expiration rudes ; quelques craquements au sommet gauche. L'enfant tousse, mais n'expectore pas. Le sommeil est bon, pas de sueurs nocturnes.

En résumé : lupus du genou ; abcès froid de la cuisse ; gomme scrofulo-tuberculeuse de la main; tuberculose, au début, probable, des deux sommets.

Traitement. — 14 juillet : Première injection de la première série dans le tissu cellulaire sous-cutané de la fesse.

Poids de l'enfant : 32 kilogrammes.

17 juillet : La première injection n'a déterminé aucune réaction ni température, aucun changement dans l'état général ; l'appétit est bon, toutes les fonctions sont régulières. Deuxième injection.

24 juillet : La surface du lupus se recouvre d'épiderme craquelé ; ses bords ne sont plus aussi saillants et pâlissent légèrement. Le nodule isolé est recouvert d'une croûte sèche que j'enlève ; cela me permet de constater que le nodule ne forme plus de saillie ; la teinte est la même que celle du placard. A la main, les lymphangites péri-gommeuses ont complètement disparu ; la peau s'amincit et il me semble que la tumeur se ramollit. Le ganglion épitrochléen subsiste et me paraît un peu augmenté ; les cordons lymphangitiques qui y aboutissent ont cependant disparu.

Pas de changement sensible à la cuisse.

Poids : 31 kilogrammes. Troisième injection.

28 juillet : Toujours aucune réaction générale.

L'appétit augmente et le poids diminue = 30 kil. 800. Toutes les fonctions se font bien ; l'enfant est gaie et enjouée. Le sommeil est excellent.

Placard de lupus : une nouvelle croûte est enlevée de la surface du nodule isolé. Celui-ci pâlit manifestement et se rétracte. Le placard recouvert d'épiderme desséché s'affaisse.

L'abcès froid devient mou et plus dépressible.

La gomme pulmaire est fluctuante et la ponction à la seringue en ramène quelques gouttes de pus laiteux. Quatrième injection.

31 juillet : Le poids a encore diminué = 30 kil. 500, sans cependant que rien de fâcheux ne se montre dans l'état général. L'appétit reste supérieur à ce qu'il était avant le début du traitement. Le nodule isolé a presque disparu ; le lupus est plan et desquame. Quelques gouttes encore sont aspirées à la gomme palmaire. Le ganglion épitrochléen s'est évanoui. Cinquième injection.

4 août : Sixième injection. Le poids remonte = 31 kilogrammes.

7 août : Septième et dernière injection de la première série. La toux a complètement disparu, la respiration est normale aux deux temps.

12 août : Première injection de la deuxième série. Le lupus diminue, il est maintenant formé de nodules isolés en voie de régression interstitielle et dont la teinte claire semi-transparente, jaunâtre, tranche sur la cicatrice en voie de formation ; celle-ci est de couleur franchement rouge.

L'abcès de la cuisse diminue de volume et la peau s'épaissit à son niveau ; il y a résorption.

Les dimensions de la gomme palmaire deviennent moindres également dans tous les sens ; la peau s'épaissit et pâlit. Les mouvements passifs d'abduction exagérée du pouce restent sensibles. La ponction ne donne plus issue à aucun liquide, mais il y a une croûte jaune à chaque pointe de la gomme ; je la détache et puis constater que le contenu de la petite tumeur est grisâtre lardacée ; la pression ne fait rien sourdre. Poids : 31 kil. 200.

Du 12 au 29 août : Six injections. L'état général est excellent ; la nutrition très bonne, le poids se relève progressivement pour atteindre 32 kil. 400 à la fin du mois d'août.

2 septembre : Première injection de la série III. La résorption interstitielle du lupus du genou est presque complète ; le placard étant remplacé par une cicatrice à niveau et bien lisse. L'abcès froid n'est pas totalement résorbé, mais diminue encore d'étendue.

La gomme de la main se rétracte.

Poids le 12 septembre : 34 kilos.

Poids le 30 septembre : 34 kilos 500.

Le lupus est guéri.

2 décembre : 36 kilos.

Du 2 décembre au 30 décembre, la malade a reçu 35 injections ; son placard de lupus reste cicatrisé et la cicatrice se rétracte de plus en plus. La gomme palmaire est presque guérie : elle est longue de 1 1/2 centimètre environ et forme un cylindre mince de quelques millimètres de diamètre. — Non seulement l'enfant ne tousse plus, mais elle n'a pas eu le moindre rhume. Je continue à lui faire deux injections par semaine.

En résumé. — Lupus guéri en quelques mois. Gomme scrofulo-tuberculeuse palmaire, abcès froid sous-cutané de la cuisse en voie de complète guérison. Etat général excellent. Au début, diminution en même temps qu'augmentation d'appétit ; dans la suite, augmentation progressive du poids.

Dans ce cas-ci, comme dans tous les autres, le traitement n'a déterminé aucune espèce de réaction ni locale, ni générale de température.

Ce cas a été contrôlé par un confrère aux diverses époques de son évolution.

Observation III.

G. L..., 18 ans.

Antécédents : père, mère, grand'mère maternelle d'excellente santé. Est l'aînée de deux enfants ; l'autre, un garçon très bien portant.

Les premiers symptômes de son affection remontent à l'âge d'environ 10 ou 11 ans : à cette époque, quelques grosseurs se sont montrées au cou du côté droit. Un premier médecin consulté prescrivit des pommades qui n'eurent aucun effet utile, et n'empêchèrent pas la formation d'abcès. Ceux-ci furent ouverts, traversés de sétons que la mère devait mobiliser chaque jour dans les plaies. D'autres grosseurs se formèrent du côté gauche et eurent le même sort.

Bientôt, tout le cou fut entouré de gommes suppurantes et de trajets fistuleux. Entre temps, on envoya l'enfant d'abord à la campagne, où elle séjourna trois ans, puis à la mer, où elle vécut encore trois ans. Elle reçut les soins de différents médecins qui prescrivirent, en outre, un régime tonique et fortifiant, et ouvrirent les abcès au fur et à mesure de leur ramollissement.

Quand je la vis pour la première fois (septembre 1900), de chaque côté du cou, autour des sterno-cléido-mastoïdiens, en arrière des oreilles, à la nuque, ce n'était que chapelets formés de nombreux ganglions de tout volume, durs ou demi-durs, adhérents çà et là à la peau par des tractus cicatriciels ; cicatrices déprimées et gaufrées, marquant l'emplacement des gommes dermiques et hypodermiques anciennes ; à la nuque, à droite, une gomme du volume d'un œuf de pigeon, recouverte d'une peau rougie, est en train de se ramollir.

Je l'eus en traitement pendant quelques mois, à cette époque (jusqu'en mars 1901), et parvins à guérir cette gomme par des ponctions aspiratrices très fréquentes avec une seringue de Pravaz, combinées avec l'injection de naphtol camphré ou d'éther iodoformé ; il n'y eut qu'une cicatrice ponctuée imperceptible.

Puis je ne revis plus la jeune fille jusqu'en juillet 1902.

20 juillet 1902 : A la partie moyenne du cou à droite, côté plus ravagé dès le début, au niveau du bord postérieur du sterno-mastoïdien, on voit saillir une gomme de la dimension d'un œuf de pigeon. La peau qui la recouvre a encore son aspect normal, excepté au centre de la tumeur où un réseau vasculaire forme une tache bleue. A la palpation : douleur quand on prend la gomme entre les doigts, douleur dans quelques cordons qui relient la lésion à d'autres voisines plus profondes et légèrement gonflées ; consistance fibreuse. Mon diagnostic (réveil de gommes scrofulo-tuberculeuses) étant posé, je propose aux parents l'injection nouvelle. Cette intervention est acceptée ; aucun autre traitement, ni général, ni topique, n'a été appliqué dans la suite. Première injection, séance tenante.

22 juillet : Aucune réaction fébrile. Poids : 56 kilogrammes. La tache bleue augmente. Deuxième injection.

25 juillet : La gomme se ramollit. Troisième injection.

26 juillet : Ponction par aspiration de 1/2 centimètre de pus.

27 juillet : La jeune fille, qui n'avait plus dormi depuis huit jours, a eu une très bonne nuit. Il est à noter qu'il n'y a eu aucune élévation de température. Poids : 55 kil. 600. Je retire encore 1/2 centimètre cube de pus.

28 juillet : Sommeil bon, appétit bon. État local resté le même. Quelques gouttes de pus par aspiration.

29 juillet : Quatrième injection. Quelques gouttes de pus.

2 août : Chaque jour j'ai dû faire une ponction à la seringue de Pravaz pour évacuer le pus qu'on sentait sous la peau. Ces ponctions étaient faites après lavage de la peau à l'alcool éther ââ p. e.; la seringue bouillie et l'aiguille flambée par surcroît. Après la ponction, sur l'endroit de la piqûre, un peu de ouate imbibée de liqueur de Van Swieten et pansement occlusif. Malgré toutes ces précautions, la peau a cédé au centre de la gomme, et aujourd'hui, par cette ouverture spontanée, il y a issue de pus. L'état général est excellent, toutes les fonctions régulières. Poids : 55 kil. 400. Cinquième injection.

5 août : L'ouverture spontanée s'est refermée après quelques jours de pansement aseptique quotidien. L'aspect est bon; la gomme a diminué de volume; il n'y a plus de fluctuation. Presque toutes les gommes voisines se rétractent également. Sixième injection.

8 août : La guérison s'accentue. Poids : 56 kil. 200.

9 août : Première injection de la série II. La jeune fille me signale un point sensible à la nuque du côté droit : j'y trouve un noyau gros comme un gros pois, trace d'une ancienne lésion guérie.

14 août : La gomme de la nuque, dont le réveil a été signalé par une sensibilité plus grande de la région, augmente de volume et semble s'accoler à la peau. Les lésions anciennes n'ont pas beaucoup changé depuis une huitaine de jours; il n'y a, cependant, plus aucune sensibilité à leur niveau.

16 août : La jeune fille a gagné 1 kilogramme en huit jours; elle pèse 57 kilog. 300. La gomme de la nuque a le volume d'une petite noisette et fait corps avec la peau; celle-ci commence à se teinter.

18 août : Suppuration; la fluctuation est nette. La ponction ramène quelques gouttes de pus crémeux veiné de sang. La peau est rouge au niveau de la gomme, qui la soulève, mais il n'y a aucune lymphangite du voisinage.

19 août : Ponction; quelques gouttes de pus.

20 août : Idem.

22 août : La gomme redevient ferme, mais la peau s'ulcère en son milieu, où apparaît une tache jaune, entourée d'un mince liseré carmin.

25 août : La tache jaune, devenue une croûte très adhérente en son centre, légèrement détachée en collerette avec son liseré rouge :

périphérique, fait saillie à la surface de la petite tumeur gommeuse. Indolence complète. Près du sterno-mastoïdien, tout est rentré dans l'ordre et les anciennes gommes diminuent, pour ainsi dire, chaque jour. L'état général est excellent.

29 août : La gomme de la nuque est presque complètement fondue et résorbée. La croûte cutanée de son centre est excessivement adhérente, semble le noyau de tout l'ensemble ; sa dureté est extrême. Sixième injection de la série II. Poids, 58 kilogr. 1/2. Ce poids ne variera plus dans l'avenir.

2 septembre : Première injection de la série III. Toutes les lésions locales vont bien. La croûte dure, qui se trouve au centre du dernier foyer de la nuque, semble s'éliminer et être expulsée de la peau ; elle fait actuellement saillie de plusieurs millimètres.

5 septembre : Je puis la détacher et l'écraser ; elle est formée d'une enveloppe très dure, presque ligneuse, avec, au centre, une matière grisâtre pulvérulente. Elle avait le volume d'un gros grain de blé.

C'est donc le dernier vestige d'évolution d'une ancienne gomme semblant guérie depuis de longs mois et qui, pendant le traitement, s'est remise en évolution ; gonflement, ramollissement, formation de pus, expulsion d'un noyau crétacé (?), guérison ; le tout ayant évolué en quelques semaines.

29 décembre : Trente-cinq injections de la série III ont été faites régulièrement deux par semaine.

L'état général est on ne peut pas meilleur ; au cou et à la nuque plus aucun incident. Les noyaux fibreux cutanés ou sous-cutanés, trace des anciennes lésions, ont disparu pour la plupart, il n'en reste que quelques-uns qui sont d'une dureté cartilagineuse et disparaissent beaucoup plus lentement.

Je continue les injections qui sont portées à trois par semaine dès la fin de janvier 1903.

En résumé. — Gommes scrofulo-tuberculeuses, dermiques, hypodermiques et ganglionnaires multiples du cou ; guérison par les injections.

Pendant le traitement, réveil de foyer cicatriciel fibreux, et évolution complète (développement, ramollissement, suppuration et guérison) en quelques semaines.

Observation IV (résumée).

Carp..., jeune homme d'une vingtaine d'années, menuisier, m'est envoyé par mon ami, le Docteur M..., qui a pu constater l'effet du traitement chez la petite Valentine H...

Il porte, à la région sous-maxillaire, une gomme énorme ulcérée, au milieu d'un œdème considérable. D'autres saillies volumineuses s'échelonnent au bord antérieur du sterno-mastoïdien. Depuis quelques semaines la partie cutanée de la cloison nasale est gonflée, suppurante et recouverte de croûtes. Les gommes ont débuté il y a quelques mois. Quand le docteur M... vit le malade pour la première fois, la gomme était en ramollissement. Le traitement a consisté en ponctions capillaires à la seringue de Pravaz et injections de naphtol camphré, éther iodoformé, ou combinaison de ces deux médicaments. L'évolution s'est faite avec amaigrissement considérable, perte d'appétit et du sommeil, fièvre, etc. Le malade a dû abandonner complètement le travail.

Première injection de la série I, le 1er septembre.

Tout l'espace, entre le maxillaire inférieur et le milieu du cou, est comblé par un œdème empâté qui remonte sur la face. Plusieurs orifices donnent accès dans une vaste cavité. La peau, autour de ces ouvertures, est d'un rouge violet; vers l'angle de la mâchoire, elle est infiltrée d'un tissu plus épais formant nappes à limites peu précises.

Lupus de la cloison nasale, exedens.

Après six injections de la série I, suivies des phénomènes habituels (localement disparition de la lymphangite et de l'œdème, début du bourgeonnement après cessation de la suppuration; perte de poids avec augmentation de l'appétit et relèvement des forces, puis le poids se relève; aucune fièvre), le malade peut reprendre en partie ses occupations antérieures.

Régulièrement deux fois par semaine il vient se faire injecter. Bientôt il est apte à reprendre complètement son travail. Ses muscles et ses forces sont revenus.

Le lupus de la cloison est complètement guéri et remplacé par une cicatrice des plus parfaites, parsemée seulement de quelques grains de milium. Les œdèmes sont complètement résorbés; de même les gommes. Il ne lui reste à guérir localement qu'une petite surface de quelques centimètres de longueur sur deux de largeur, guérison qu'un bourgeonnement du meilleur aspect présage comme prochain et définitif.

*
* *

Pour finir, mon cher ami, permettez-moi de résumer mon impression basée sur l'observation de six autres malades atteints de tuberculoses cutanées diverses et qui sont soumis au même traitement :

Je n'ai observé aucun phénomène fâcheux à la suite des injections : localement pas d'urticaire, pas d'induration, aucune espèce de réaction locale; pas de douleur; absorption immédiate; au point de vue général, nul symptôme de réaction fébrile; immédiatement taux de la nutrition et de la défense organique relevés.

Des lésions anciennes, qui semblaient guéries, peuvent réagir et évoluer très rapidement d'une manière favorable.

Des lésions anciennes non guéries, torpides antérieurement, évoluent immédiatement vers la guérison et guérissent avec cicatrices qu'aucun autre traitement n'a produit à ma connaissance.

Des lésions jeunes peuvent rétrocéder et disparaître.

***

Je serai heureux de pouvoir soumettre au contrôle des dermatologistes qui le désireront, les cas nouveaux que j'aurai à traiter. De même qu'ils pourront contrôler les résultats que je suis fier et heureux de vous communiquer.

Tout dévoué,

V. Lespinne.

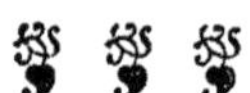

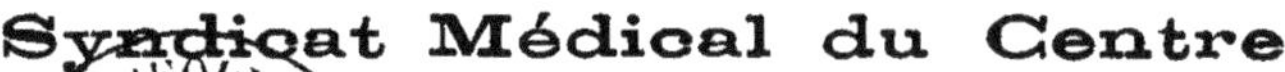

Syndicat Médical du Centre

Séance du 27 Août 1903.

Présentation de 3 sujets tuberculeux guéris par les injections de T. J.

Messieurs,

Permettez-moi de vous présenter 3 sujets qui ont été atteints de tuberculose sous diverses formes et à divers degrés et que l'on peut actuellement considérer comme guéris, attendu que l'analyse des crachats faits chez deux d'entre eux par le Dr M. Herman, de Mons, a démontré depuis un mois et à deux reprises différentes pour chacun d'eux que le bacille de Koch n'existe plus.

Quant au troisième, il s'agit d'un lupus que plusieurs d'entre vous ont vu avant et pendant le traitement; pour ceux qui ne l'ont pas vu, voici sa photographie avant — vous pourrez juger de la différence entre l'état ancien et l'état actuel.

Il faut tenir compte de l'ancienneté de la lésion dans ce cas et de la profondeur que le lupus avait atteint. Il faut aussi tenir compte de ce qu'aucune médication ni interne ni externe n'a été employée.

Je sais que la guérison n'est pas absolue encore qu'il reste une plaque sur le bout du nez, et cependant j'affirme nettement qu'elle sera complète d'ici quelques mois, parce que j'ai remarqué que les parties le plus récemment entreprises par le mal sont complètement guéries et que la guérison a été d'autant plus rapide que la lésion est plus récente, réciproquement d'autant plus lente que la lésion est plus ancienne.

Voyez le thorax, qui a été atteint le dernier, la cicatrice y est toute blanche.

Derrière l'oreille droite, où il n'y avait que quelques points de lupus, rien ne paraît plus, de même à la joue droite, la partie la plus externe est blanche, à mesure que l'on s'avance vers le nez la teinte est de plus en plus rose, bien que la peau y soit lisse. Enfin la teinte est encore rouge sur le nez.

J'aurais voulu vous montrer un second cas de lupus encore plus intéressant parce que plus ancien et dont vous voyez la photographie à côté de celle du sujet que je vous présente, mais des circonstances imprévues m'ont empêché de vous le montrer.

Vous ne perdrez rien pour attendre, je vous le présenterai dans une prochaine assemblée.

Voici du reste l'observation du lupus que je vous présente :

I. — Lupus de la face et du tronc.

D... J..., 14 ans — aucun antécédent héréditaire.

A l'âge de 13 mois, ostéite de l'avant-bras — suppuration pendant 5 ans traitée par le Dr Grégoire de La Louvière.

Malgré le traitement *intus et extra*: cautérisation, huile de foie de morue, phosphates, séjour au bord de la mer, le mal s'étend de plus en plus, atteint toute la joue droite, l'oreille et le cou du même côté, gagne le menton, la paupière inférieure droite et passe à la joue gauche, où il s'étend très loin.

Une plaque nouvelle se forme sur le thorax, au niveau de l'articulation sterno-claviculaire gauche, chapelet ganglionnaire aux deux côtés du cou.

En 1902, il fait un séjour de 11 mois dans le service du Dr Desmet, à l'hôpital Saint-Pierre, où il est chloroformé, à son dire, 5 fois.

J'ignore si l'on a employé chez lui autre chose que la cautérisation.

Le 30 Avril : poids 25.500 ; T° 37.3 ; p. 80 ; 1re injection n° I.
2 Mai : » 25.350 2e » »

La mère me déclare qu'il n'a pas eu la moindre réaction après la première piqûre, la seule chose qu'elle ait observée c'est une augmentation formidable de l'appétit.

Le 4 Mai : poids 25.500 3e injection.

Le 5 Mai, chute des premières croûtes. Il est à remarquer que ce sont les dernières survenues, celles du thorax, qui tombent les premières. Les ganglions cervicaux sont fortement diminués de volume. — 4e injection.

Le 7 Mai, les croûtes de la joue droite commencent à desquamer. — Poids 25.900. 5e injection.

Le 9 Mai, les ganglions cervicaux sont à peine sensibles. — 6e injection.

Le 11 Mai, poids 26.500. 7e injection.

L'appétit reste considérable. La joue gauche est presque débarrassée. La plaque de lupus du thorax est totalement guérie, cicatrice rosée.

Le 14 Mai, poids 26.600 8e injection.

Le 16 Mai, 1re injection du n° II.

10 injections du n° II jusqu'au 13 Juin.

15 injections du n° III jusqu'au 18 Juillet.

Puis 15 injections du n° IV jusqu'aujourd'hui.

Vous voyez, Messieurs, l'état dans lequel se trouve aujourd'hui notre petit malade.

Certes il n'a rien d'un Adonis, mais relativement à ce qu'il était il y a 3 mois, on peut dire qu'il est beau.

Il reste quelques croûtes sur le nez.

Mais je suis certain d'aboutir à une guérison complète d'ici quelques mois.

Il est à noter que la cicatrice vicieuse sous la paupière inférieure droite et la lèvre, ainsi que le pannus à droite, existaient déjà avant le commencement du traitement par le sérum Jacobs.

Étant donnée la longue durée de la maladie, la date très ancienne de l'apparition des premières plaques de lupus — il faut avouer, quelque sceptique que l'on puisse être, qu'il y a là une preuve évidente de l'efficacité de ce nouveau traitement.

Médecins témoins : Bodart, Deltenre, Lannoy, Marot, Jacques.

II. — Tuberculose pulmonaire.

Q... Joseph, 53 ans, agent réceptionnaire.

Pas d'antécédents héréditaires.

Père de 7 enfants bien portants — n'a perdu aucun enfant.

A commencé en 1900 à tousser le matin et soir ; puis la toux a augmenté, l'expectoration est devenue de plus en plus abondante, l'analyse des crachats faite par M. le Dr Herman, de Mons, démontre la présence d'une grande quantité de bacilles de Koch.

A l'occasion d'un refroidissement il reste alité deux mois fin 1901. Crachats abondants. C'est alors que se montrent les premiers signes d'une caverne à gauche.

En Décembre 1902 nous l'examinons aux rayons X, tout le côté droit de la base au sommet est noir, le sommet gauche est fortement entrepris également.

Les crachats analysés plusieurs fois ont toujours démontré la présence de nombreux bacilles de Koch.

Toux continuelle, quelques crachats de sang — inappétence absolue, travail peu régulier, doit chômer très fréquemment. État général très mauvais.

En Février 1903 l'auscultation et la percussion montrent une énorme caverne à gauche.

Tout le côté gauche et la moitié supérieure du poumon droit sont noirs aux rayons X et décèlent des râles humides et des souffles caractéristiques. Sueurs profuses la nuit surtout.

A cessé tout travail depuis Février.

Jusque-là traitement : créosote, cacodylate de soude, toniques — remplit trois fois par jour son crachoir — inappétence absolue.

Le 4 Mai 1903, T° 37.8 le soir. Poids 58 1/2. P. 100. 1re injection n° I.

Le 7 Mai, l'appétit est revenu. — 2e injection.

Le 9 Mai, poids 59.100 (a donc gagné 600 gr. en 6 jours). — 3e injection.

Le 11 Mai, poids 59.300 4e injection
Le 14 » 5e »
Le 16 » 6e »
Le 19 » 7e »

Le 22 » poids 60 kilogr. — L'expectoration a diminué de plus de moitié. La toux est beaucoup moins fréquente. — 1re injection n° II.

Le 25, 28 et 31 Mai, 3 injections n° II.

Le 31 Mai, poids 60.250.

Du 3 au 30 Juin, 7 injections n° II — soit en tout 9 injections n° II.

Le 31 Juin, poids 61.500.

De même du côté droit du poumon plus rien. A gauche il reste au sommet un souffle sans plus.

En Juillet, 4 injections du n° III.

Examen aux rayons X le 15 Juillet, il n'y a plus qu'une zone noire triangulaire à gauche au sommet.

A l'auscultation il y a un léger souffle au sommet gauche ; à la percussion plus rien.

L'analyse faite deux fois par M. le Dr M. Herman, de Mons, démontre l'absence absolue de bacilles de Koch.

Q... J... travaille sans discontinuer depuis le 20 Juillet. Il ne tousse plus.

A remarquer que pendant toute la durée des injections il n'a pris aucun médicament par la bouche,

Médecins témoins : Bricoux et Lannoy.

Le second cas est un tuberculeux de la poitrine dont l'observation vient d'être lue (obs. II). Veuillez l'ausculter.

(Plusieurs membres auscultent et percutent le dit sujet et tombent d'accord avec le Dr Herman.)

Quant au 3e sujet, il présente ceci de bien spécial, c'est que la tuberculose est guérie mais que l'asthme est resté !

Bien que tout bacille de Koch ait nettement disparu des crachats, ceux-ci persistent pourtant en assez grande quantité et le souffle emphysémateux persiste dans les deux poumons.

De plus la radioscopie décèle de la clarté des deux côtés. Tandis qu'auparavant ils étaient beaucoup plus foncés dans la totalité.

La radiographie n'a jamais pu réussir d'une façon satisfaisante parce que la toux opiniâtre et incessante du malade empêchait la pose prolongée nécessaire.

III. — Tuberculose pulmonaire et asthme des houilleurs.

Le nommé C... Joseph, houilleur, âgé de 39 ans, habitant Haine-Saint-Paul.

Père mort de tuberculose pulmonaire à 54 ans.

Mère morte de variole.

Deux frères morts en bas âge.

Trois frères vivants dont un tuberculeux.

0 sœurs.

Marié et père de 6 enfants dont deux morts du carreau en bas âge.

Travaille au fond de la fosse depuis l'âge de 11 ans.

Malade depuis plus de 6 ans.

A eu une hémoptysie grave en 1898. Depuis lors plusieurs plus légères.

De taille petite, maigre, chétif, le thorax en tonneau, les membres grêles. Respiration courte, sifflante.

Je le soigne depuis plus de 5 ans. Il est atteint d'emphysème pulmonaire avec bronchite tuberculeuse généralisée aux deux poumons.

A été examiné par M. le Dr Lentz, du sanatorium de Mons, qui lui a conseillé le repos, etc.

Le Dr M. Herman, de Mons, a constaté à différentes reprises la présence de nombreux bacilles de Koch.

Incapable de tout travail depuis le mois de Novembre 1902. A passé l'hiver à l'hospice.

Déjà en 1900 et 1901 il a dû chômer tout l'hiver et une bonne partie de l'été.

Comme traitement il a pris de la créosote et des calmants.

Au moment où je commence le traitement par les injections (le 25 Mai) il chôme depuis 6 mois.

Je lui ai pratiqué, du 25 Mai au 15 Juin, 7 injections n° I ; du 15 Juin au 6 Juillet, 7 injections n° II ; jusqu'au 23 Juillet, 5 injections n° III, soit en tout 19 injections.

A cette dernière date (23 Juillet) l'analyse démontre l'absence absolue de bacilles de Koch dans les crachats. La toux a diminué de fréquence et change de nature, elle est moins souvent suivie de crachats, ceux-ci sont plus clairs, de nummulaires qu'ils étaient ils deviennent glaireux, par-ci par-là encore un crachat purulent.

Le malheureux, ayant charge de famille, est obligé de reprendre sa besogne le 15 Juin. Son patron l'autorise à venir se faire injecter le sérum pendant ses heures de travail.

L'auscultation décèle de gros râles dans les deux poumons et quelques frottements pleurétiques à la base gauche.

En résumé C... est guéri de sa tuberculose pulmonaire, mais l'asthme est resté.

Son poids, qui était de 45 k. le 25 Mai, s'est élevé à 52 le 1er Septembre.

A cette dernière date un examen des crachats a été pratiqué et a démontré l'absence de bacilles de Koch.

Médecins témoins : Debrichy, Lannoy et Marot.

A côté de ces 3 sujets que je vous présente je vous citerai une demoiselle de 36 ans, ayant eu des hémoptysies il y 12 ans et qui est en bonne voie de guérison. Son observation complète vous sera présentée fin de l'année courante.

Un jeune tuberculeux des deux sommets est en traitement encore, ainsi qu'un sujet atteint de laryngite tuberculeuse, avec tuberculose nette des deux sommets. Analyse faite par le Dr Herman, de Mons.

Pour terminer je me permettrai encore de vous citer un cas de tuberculose osseuse en bonne voie.

Il en est parmi vous de sceptiques, je le conçois. Eh bien, voici ce que je vous propose :

Que quelques-uns d'entre vous amènent à la prochaine séance un ou plusieurs tuberculeux que nous verrons ensemble, dont l'analyse des crachats aura été faite ; pour lesquels en un mot il n'y aura aucun doute, et nous commencerons le traitement immédiatement.

Il est convenu que l'expérience sera tentée, deux membres du syndicat s'engagent à présenter des sujets atteints de l'une des formes de la tuberculose pour la séance de Septembre.

Dr R. Herman.

UN CAS DE TUBERCULOSE DU LARYNX

par M. le Dr d'Hoore (Tournai) (1).

. . . .

Vous n'êtes pas sans avoir pris connaissance de l'article du docteur Lespinne, paru dans le *Progrès médical belge* de février dernier. Plusieurs des résultats qui y sont consignés avaient été suivis par moi à la Polyclinique du bureau de bienfaisance de Tournai. C'est ainsi que j'ai vu, que je vois traiter des gommes scrofulo-tuberculeuses, des lupus, en un mot, toutes les manifestations tuberculeuses cutanées, par les injections Jacobs, *lésions qui évoluent toutes vers la cicatrisation fibreuse ou la transformation crétacée*. J'ajouterai que ce traitement est le seul institué, aucune autre médication, ni interne, ni externe, n'étant ordonnée. Des guérisons complètes ont été obtenues ainsi; entre autres, permettez-moi de vous signaler un cas de lupus de la cloison guéri radicalement par la méthode.

Je le sais, ce sont là les manifestations bénignes de la tuberculose. Mais, à mon sens, il n'existe cependant pas de médication autre agissant aussi rapidement sur les lésions. Je me souviens d'un cas de lupus de la face traité par la cautérisation ignée, le curettage, les applications d'acide lactique, dont la récidive fut traitée efficacement par le liquide biologique Jacobs.

Il n'y a pas à se le dissimuler, nous sommes très impuissants contre la phymatose laryngée, et je serais pour ma part fort heureux de savoir quel est le topique qu'on me conseillerait *dans un cas*

(1) *Progrès Médical Belge*, 1er Août 1903.

d'infiltration pure localisée, à ulcération, chez un tuberculeux de la première période, pauvre, s'alimentant d'une façon défectueuse, vivant dans des conditions d'hygiène déplorables et ayant charge de famille. Tel était mon cas.

Il m'a semblé rationnel d'appliquer, à une forme de tuberculose laryngée bénigne, un traitement qui donne toute satisfaction dans les cas de tuberculose cutanée. Ce sont ces raisons fondamentales qui m'ont incité à injecter ce liquide biologique dans le cas que je vais relater.

Les données suivantes contribuaient à me rassurer définitivement : L'injection est *indolore* et n'est *jamais suivie d'élévation thermique.* Elle relève la nutrition et si, comme réaction, elle détermine une diminution de poids au cours des deux premières semaines, *elle assure une augmentation ultérieure de celui-ci, au bout du premier mois.* C'est là une chose constatée chez tous les malades qui ont été soumis au traitement.

J'en viens à mon observation :

Ch. Virs..., ouvrier peintre, âgé de 48 ans, me fut envoyé au mois de septembre dernier.

Une note me renseignait une tuberculose du premier degré passant à l'état humide. Bacilles nombreux à l'examen microscopique. Craquements secs et humides. Sueurs.

Le début de l'affection remonte à un an. — A dû cesser tout travail.

Voici le résultat de l'examen laryngoscopique (mois de septembre 1902) :

Palais anémié. Épiglotte normale. Aryténoïdes et replis aryépiglottiques normaux. Espace interaryténoïdien indemne.

Côté gauche. — Normal, mouvements de la corde s'exécutant dans leur intégrité.

Côté droit. — La vraie corde est invisible tant à l'inspiration qu'à l'expiration.

La fausse corde est épaissie, rouge, grossie, cache complètement la vraie corde Ulcération sur le bord de la corde.

Traitement. — Fumigations à la teinture de Benjoin.

Fumigations à l'alcool mentholé.

Attouchements à l'acide lactique, trois fois par semaine.

La première partie de l'observation s'étend de septembre 1902 à fin octobre de la même année.

Durant cette période, l'ulcération se cicatrise complètement. *La fausse corde reste toutefois infiltrée.* La vraie corde est toujours invisible.

Vers la fin de décembre, la toux augmenta en fréquence; l'état général s'aggrava... Une nouvelle ulcération en encoche apparut sur la fausse corde.

Ce fut à cette époque que je me décidai à le soumettre au traitement Jacobs.

Au début, durant les deux premières semaines, le poids diminua. Il y eut perte d'environ 1 kilogr. Puis le poids se releva peu à peu ; au bout d'un mois, il y avait gain de 1 1/2 kilogr. environ.

Les injections furent pratiquées trois fois par semaine.

Les sueurs disparurent, l'état général se releva. Les forces reprirent. Au bout d'un mois et demi de traitement, le malade se dit en état de reprendre le travail.

Il le reprit en effet. La première injection l'avait trouvé toussant beaucoup, incapable d'effort physique. Actuellement et depuis un mois, cet homme travaille quatorze heures par jour, même le dimanche.

Entre temps, aucune médication ni interne, ni externe n'était instituée. Quant à son alimentation, sur la nature de laquelle je me suis renseigné, ce n'est certes pas là qu'on trouvera l'explication. La voici : matin, déjeuner (œuf, tartines) ; à midi, le repas de l'ouvrier ; le soir, du pain avec une boisson quelconque.

***

L'examen laryngoscopique fut pratiqué très régulièrement durant les deux premières semaines.

Les nécessités de sa vie d'ouvrier l'éloignèrent momentanément de ma clinique et je ne le vis que de temps en temps.

Voici le résumé de mes observations :

Au début, les injections semblaient ne déterminer ni atténuation, ni aggravation du processus. Mais peu à peu, la corde pâlit, devenant rosâtre, laissant apparaître une partie de la vraie corde, blanche et bien tendue.

Je ne pus suivre les progrès de cicatrisation de l'ulcération, le malade s'étant soustrait à mon examen à peu près pendant un mois.

Je tiens toutefois à noter les trois derniers examens : le premier date du 7 mai, le second du 17 mai, le troisième du 6 juin.

Examen du 7 mai : Les parties aryténoïdiennes, les replis aryépiglottiques, l'épiglotte sont restés sains. Le côté gauche est resté indemme.

La corde vocale droite se voit pour la première fois à son insertion aryténoïdienne et dans sa longueur et dans sa largeur (un cinquième de la longueur).

La fausse corde est encore rouge, moins épaisse. L'ulcération est cicatrisée.

Examen du 17 mai : La corde vocale droite se voit à sa partie aryténoïdienne dans toute sa largeur, d'une façon très nette, à l'inspiration et à l'expiration.

La fausse corde revient peu à peu à ses dimensions normales, est gris rosâtre. La teinte a beaucoup pâli.

Examen du 6 juin : Tout a pâli encore. La fausse corde prend une teinte grisâtre comme si elle avait un aspect fibreux.

La vraie corde se voit de mieux en mieux.

***

Juillet 1903. — Le malade est revenu à ma clinique il y a quelques jours. La fausse corde est grisâtre rosâtre, a presque ses dimensions normales. La vraie corde est de plus en plus visible.

UN CAS DE TUBERCULOSE CONJONCTIVALE PRIMITIVE

par M. le Dr Cakembergh (Jemmapes) (1).

Le 5 mai dernier, le confrère Van Hassel, de Pâturages, envoie à ma consultation une fille de 14 ans, Marie P..., de Pâturages. Elle présentait à l'œil droit une tuméfaction assez forte de la partie externe de la paupière supérieure.

Au toucher, dans l'empâtement palpébral, on sentait une induration dans la région de la glande lacrymo-palpébrale.

Cette paupière tuméfiée restait abaissée, et il me fut impossible d'en pratiquer le retournement, pour l'examen du cul-de-sac conjonctival, tellement les tentatives en furent douloureuses. Relevée avec le pouce, tandis que la patiente s'efforçait de porter son regard en bas, la paupière mettait à nu une conjonctive chémotique, enflammée, tapissée de muco-pus ; ma première impression fut qu'il s'agissait d'une dacryoadénite palpébrale...

Mais bientôt j'aperçus, sous la conjonctive œdématiée, une ulcération superficielle, en coup d'ongle, à fond caséeux, gris jaunâtre, sanieux, à bords irréguliers déchiquetés, infiltrés de petites masses granuleuses jaunâtres ou rougeâtres.

Au dehors de l'ulcération, la conjonctive présentait un semis des mêmes points granuleux.

Les ganglions préauriculaires étaient gonflés ; il en était de même des sous-maxillaires.

Cet aspect clinique me fit immédiatement penser à de la tuberculose conjonctivale. Mais je me trouvais en présence d'une forte fille, paraissant bien portante, et ni l'enfant ni la personne qui l'accompagnait ne put me donner aucun renseignement de nature à confirmer ce diagnostic. Tout ce que j'appris, c'est que, un certain temps auparavant, la petite avait reçu dans l'œil un coup d'ongle d'un autre enfant.

Je prescrivis : sublimé, 1 mill. ; bleu de méthylène, 0.02 ; aq. 10 gr.

Le lendemain, je rencontrai le confrère Van Hassel et lui fis part de mon diagnostic.

---

(1) *Progrès Médical Belge*, Août 1903.

« Cela, me dit le confrère, est d'autant plus probable que je soigne précisément, en ce moment, pour une pleurésie tuberculeuse, l'enfant qui a donné le coup d'ongle. »

Le cas devenait, dès lors, très intéressant, et je proposai de faire une injection de tuberculine pour éclairer le diagnostic.

« J'ai précisément un flacon d'*une tuberculine nouvelle de Bruxelles* », me dit le confrère, et il fut décidé que celui-ci se chargerait des injections et de relever la température. Le tableau des courbes thermiques montre *que dans notre cas* ce liquide s'est comporté comme aurait pu le faire la meilleure des lymphes de Koch.

Simple coïncidence, je suppose, mais c'est grâce à celle-ci et à notre méprise sur l'état civil de ce produit que nous avons continué le traitement et peut-être aussi, disons-le franchement, que nous avons guéri notre cliente.

En effet, le lendemain, 9 mai, la malade me revint : l'état local s'était aggravé, les paupières étaient plus infiltrées encore et présentaient l'aspect dit en boudin, de la panophtalmite, un bourrelet chémotique énorme faisait hernie dans la fente palpébrale qui restait béante. L'ulcération s'était considérablement étendue ; sortant du cul-de-sac conjonctival inexplorable, elle contournait la cornée pour se terminer à 25° environ de l'extrémité inférieure de son méridien vertical.

Cette bande ulcéreuse mesurait 5 millimètres environ dans sa plus rande largeur ; elle était séparée de la cornée par quelques millimètres de la conjonctive saine.

Le reste de la conjonctive présentait un chémosis effrayant.

Le fond de l'ulcération était plus rosé qu'à la dernière visite, moins caséeux, on eut dit qu'il y avait tendance au bourgeonnement.

Croyant que ma cliente avait subi l'*épreuve ordinaire* de « l'injection diagnostique de tuberculine », je mis tous ces phénomènes sur le compte de la réaction caractéristique de la lymphe de Koch sur les tuberculoses locales et, me réservant de recourir au galvanocautère, si une amélioration ne survenait pas bientôt, je priai le confrère de continuer les injections.

Le 11 mai, je fus surpris du mieux survenu chez ma malade, l'ulcère était en pleine cicatrisation, l'œdème conjonctival et palpébral avait sensiblement diminué.

Le 18, la cicatrisation était complète. La conjonctive cicatricielle, un peu blanchâtre, laissait voir encore quelques petits tubercules qui disparurent insensiblement.

Cependant, l'affection n'avait pas laissé la cornée indemne, celle-ci, le 9 mai, présentait, à son centre, un petit point jaunâtre ne prenant pas la fluorescéine. Ce petit point s'ulcéra, je le touchai au pyoctannin et quelques jours plus tard tout était rentré dans l'ordre.

Un peu de kératite interstitielle diffuse survint alors, et n'est pas encore complètement guérie à l'heure actuelle.

L'iris ne semble pas avoir participé à la phlogose.

Les parties de la rétine et de la choroïde, que l'ophtalmoscopie (rendue très difficile à cause de la photophobie et du larmoiement) permit de fouiller, ne présentaient rien d'anormal.

Ce cas est intéressant : 1° par son étiologie ; 2° par l'influence remarquable que le *liquide antituberculeux* du docteur Jacobs semble avoir eu sur son évolution ; 3° par sa rareté relative.

Notre cas présentait tous les caractères de la description de Valude, sauf que l'ulcération siégeait sur la conjonctive bulbaire. Après cicatrisation de celle-ci, quelques tubercules du second genre, mais beaucoup plus petits que des grains de chènevis, persistèrent et ne sont pas entièrement disparus à l'heure actuelle.

La forme la plus fréquente après l'ulcération est celle qui présente l'aspect et l'évolution de certaines formes des granulations de la conjonctive palpébrale ou bulbaire. Rhein, Wagner, Pregel, Bach et Fuchs ont observé et décrit des cas de cette catégorie.

Les cas de tuberculose conjonctivale ne sont pas toujours faciles à dépister ; très souvent l'examen microscopique ne révèle l'existence d'aucun microbe et l'inoculation au lapin ou bien ne réussit pas, ou bien crée une lésion ulcéreuse qui, elle-même, donne une épreuve microscopique négative.

C'est pourquoi mon intention n'étant pas de publier cette observation, j'ai négligé, peut-être à tort, de faire l'examen bactériologique de ce cas, et l'histoire de cette malade paraîtra de ce chef scientifiquement incomplète auprès de certains.

Mais, au point de vue clinique, l'injection diagnostique positive de tuberculine suffit et ne présente guère de danger dans des mains prudentes et habiles. Pour le professeur Delapersonne, le diagnostic clinique par l'examen du placard lupique ou des végétations conjonctives est presque impossible ; l'examen bactériologique est infidèle ; l'inoculation dans la chambre antérieure du lapin permet seule de faire le diagnostic certain. Morax est d'avis que l'animal de choix est le cobaye. (Congrès de Paris.)

Le même auteur dit encore :

« L'injection diagnostique de tuberculine a été presque abandonnée « depuis les fâcheux résultats obtenus par son application au traite-

« ment de la tuberculose pulmonaire. Cet abandon est injustifié « dans les cas de tuberculose oculaire qui bien souvent ne sont pas « accompagnés de tuberculose viscérale. Lorsqu'on procède avec « prudence et que l'on ne dépasse pas une dose donnée, on peut « obtenir des indications diagnostiques précieuses sans avoir pour « cela à redouter une aggravation des lésions oculaires. »

C'est également ce que nous avons observé dans notre cas. L'élévation de la température a été caractéristique et, après un coup de fouet évident donné au syndrome de notre tuberculose, l'injection répétée favorisa d'une manière évidente la réparation de l'ulcération.

Je crois, pour ma part, que le diagnostic par la tuberculine est au moins aussi précieux que l'épreuve bactériologique et qu'on doit toujours l'employer quand il y a doute sur la nature de l'affection, même si le microscope et l'inoculation sont restés négatifs, à moins toutefois qu'il y ait une contre-indication formelle.

On est d'autant plus autorisé à agir de la sorte pour les lésions douteuses de la conjonctive que, nous l'avons déjà dit, la majeure partie de ses affections tuberculeuses sont primitives et le plus souvent d'origine externe, (Motais, Denig, Reimer, Birch, Grunert, Valude, etc...)

Quant à la marche de l'affection et à l'influence des agents thérapeutiques sur celles-ci : on préconise généralement la destruction soit ignée, soit caustique.

Nous sommes adversaires de l'extirpation sanglante à cause des réinoculations qu'elle peut provoquer.

On a préconisé l'iodoforme en applications répétées sur l'ulcération. Schrœde, à l'occasion de la présentation d'un malade à la Société d'ophtalmologie de Saint-Pétersbourg, septembre 1901, déclare que « l'iodoforme agit fort peu sur la tuberculose conjonctivale, mais que la tuberculine exerce une action favorable ».

Abandonnée à elle-même, l'affection ne peut-elle s'amender ou se guérir ?

Plusieurs cas de guérison spontanée ont été relatés ou qui ont cédé à des antiseptiques appliqués en collyres ou en injections sous-conjonctivales. Reimer (1900) rapporte un cas qui guérit en trois à cinq semaines. Le nôtre aurait-il guéri sans traitement ?

Je suis persuadé du contraire, tellement la marche de l'ulcération était envahissante, j'allais dire phagédénique, et surpris que je fus de voir le processus destructeur s'arrêter net au lendemain d'une première injection et rétrocéder de jour en jour dans la suite.

Cette cure semble être un beau succès pour le nouveau liquide injectable du Dr Jacobs. Je l'ai employé *sans le savoir*, mon désir est de l'essayer encore à l'occasion. Puisse-t-il ne pas tromper les espérances !...

***

3 Juillet 1903. — Je revois précisément ce matin notre petit malade. Tout est absolument rentré dans l'ordre ; c'est à peine si on parvient à déceler la cicatrice de l'ulcération. Tous les petits tubercules sous-conjonctivaux sont fondus, il y a une kératite interstitielle très légère, de la photophobie et du blépharospasme.

UN CAS DE PÉRITONITE TUBERCULEUSE

par le Dr Kips (Bruxelles) (1).

François de D..., âgé de 4 ans. Père bien portant, mais faible de constitution ; tousse. Grands-parents maternels bien portants : 13 enfants ; une fille morte de fausse couche, un fils mort de tuberculose pulmonaire. Grands-parents paternels bien portants : 8 enfants, dont 1 mort.

Quatre enfants, tous en vie. Cet enfant-ci est l'aîné ; le troisième se plaint de diarrhées profuses et a le ventre ballonné.

L'enfant serait né hydropique. Cette hydropisie aurait disparu le troisième jour après la naissance. Il est malade depuis longtemps, sérieusement depuis un mois.

Amaigrissement rapide, gonflement du ventre ; quatre à sept selles quotidiennes. Se plaint beaucoup du bas-ventre ; tousse.

14 avril 1903. — Ventre fortement ballonné, maigreur considérable, très peu d'ascite ; appétit nul.

L'enfant reçoit la première injection le 14 avril 1903. Sans réaction ni locale, ni générale. A partir de ce jour, il reçoit une injection tous les deux jours jusqu'au 27 juin 1903. Peu à peu l'appétit se montre, les selles diminuent, se régularisent, le ballonnement de l'abdomen diminue progressivement. A la fin de mai, abcès froid du cubitus gauche, qui évolue rapidement (suppuration, guérison en quinze jours).

Le 27 juin, le ventre est à l'état normal et mou. Fait à cette époque une rougeole légère. Le 10 juillet, est considéré comme guéri.

Il a reçu vingt-neuf injections.

(1) *Progrès Médical Belge.* Août 1903.

UN CAS DE PÉRITONITE TUBERCULEUSE.

(Hospice des Enfants Assistés, service de M. le Dr Nauwelaers),

M. le Dr Devos (1).

Enfant de 2 ans 1/2, a eu la rougeole et la coqueluche. Présente lors de sa première visite à la consultation un ventre très volumineux ; le développement s'est montré après la dernière maladie. L'examen du cœur n'a rien dénoté. On lui avait fait sur le ventre plusieurs applications de collodion simple et iodoformé, puis de pommade au naphtol (1/30).

Cet enfant, au premier examen, présentait donc un ventre volumineux et de l'ascite. Une ponction en a retiré une certaine quantité de liquide transparent et assez dense.

Première injection le 30 mai, température variant de 36.7 à 37.

Du 30 mai au 6 juillet, reçoit 18 injections. A deux reprises, on note une légère augmentation de température pendant laquelle on suspend les injections.

Le 10 juillet, coqueluche.

Le 9 juillet (examen du Dr Nauwelaers), le ventre est revenu peu à peu à la normale, il persiste encore un peu de matité dans les flancs.

17 juillet (Dr Devos), plus de matité dans les flancs, plus de fluctuation. La circonférence abdominale passant au-dessous du nombril et par les crêtes iliaques a diminué de 3 centimètres environ.

UN CAS DE PÉRITONITE TUBERCULEUSE

Dr C. Jacobs (2).

Marie W..., âgée de 19 ans, nous est amenée le 5 février 1903. Père et mère bien portants ; deux sœurs et trois frères morts assez jeunes.

Réglée pour la première fois à 16 ans. La menstruation a toujours été très régulière et normale en abondance depuis lors.

Actuellement, *aménorrhée de huit mois*. Depuis six mois, l'abdomen a augmenté progressivement de volume. Souvent, mais à intervalles irréguliers, les extrémités inférieures se sont œdématiées.

L'enfant a beaucoup maigri, ne peut plus se livrer à aucun travail (c'est une petite paysanne travaillant aux champs). Elle souffre beaucoup du ventre, a des pommettes saillantes et rouges. Ne tousse pas. Diarrhée assez fréquente.

Elle pèse 49 kilogrammes. Nous ne percevons aucune tumeur dans l'abdomen, la distension des parois est amenée par l'ascite. Les urines sont normales. Cœur et poumons sains. Les organes génitaux sont atrophiés, ne présentent rien de spécial. Diagnostic : *péritonite tuberculeuse.*

(1) *Progrès Médical Belge.* Août 1903.

(2) *Progrès Médical Belge.* Août 1903.

L'abdomen mesure 86 centimètres à l'ombilic, 77 centimètres sous les fausses côtes, 84 centimètres au-dessus du pubis.

Nous la soumettons aux injections, le 6 février 1903 ; vu son état de dépérissement d'emblée nous lui donnons une injection tous les jours.

A vue d'œil, l'abdomen diminue, l'état général se relève, l'appétit revient et les douleurs disparaissent. Le 21 février, elle reçoit la quinzième injection. L'abdomen a pris ses dimensions normales. Plus aucune douleur, plus d'ascite. État général très bon. Poids, 44 kil. 300.

Nous la tenons en observation jusqu'au 14 mars, époque à laquelle elle reprend ses travaux. *Du 3 au 7 mars, menstruation toute normale comme abondance.*

Depuis, nous avons revu cette enfant *très régulièrement.* Sa guérison s'est maintenue parfaite, la menstruation apparaît régulièrement ; elle s'est développée d'une façon remarquable.

Ce cas a été contrôlé pendant tout le traitement par plusieurs médecins et par mes assistants.

1906, guérison maintenue telle.

PÉRITONITE TUBERCULEUSE

par le Dr C. Jacobs (1).

Mlle Marie C..., 20 ans. Père mort de bronchite chronique (?). Mère bien portante. Un frère mort de pleurésie (?). A toujours été assez chétive. N'a marché que tard. Réglée à 16 ans, assez irrégulièrement. Malade depuis quatorze mois. État général mauvais, très amaigrie, mange peu, intestin fonctionne mal, diarrhée assez fréquente. Le ventre est très volumineux, fluctuant, sans qu'on puisse y percevoir de tumeur. Menstruation assez régulière, très peu abondante. L'aspect de la malade, les signes cliniques et les antécédents ne nous laissent aucun doute sur la nature de l'affection. Urines normales. N'a jamais eu d'œdème des membres inférieurs.

Le 2 avril 1903, elle reçoit la première injection ; température normale. Aucune réaction. Dès la cinquième injection, l'état général semble se remettre ; la malade mange mieux, dort bien, se sent très bien, l'intestin fonctionne assez régulièrement. Nous lui donnons une injection tous les jours. Le volume du ventre mesurait, le 2 avril, 92 centimètres à l'ombilic ; mesure, le 16 avril, 81 centimètres. La malade se lève. (Elle était alitée depuis deux mois.)

Le 30 avril, l'abdomen mesure à l'ombilic 76 centimètres. On perçoit encore un peu de fluctuation dans les flancs. Tympanite

(1) *Progrès Médical Belge.* Août 1903.

assez forte. Le 10 mai, on ne peut plus percevoir aucune fluctuation. La tympanite persiste. J'administre un peu de naphtol.

Le 20 mai, je considère la péritonite guérie. La malade a repris de l'embonpoint, se promène, est gaie. La menstruation est plus abondante, régulière. L'intestin fonctionne régulièrement. Le traitement cesse.

J'ai revu la malade régulièrement. La santé revient complète (5 juillet 1903).

Du 2 avril au 20 mai, la malade a reçu trente-six injections.

1906, santé superbe.

UN CAS D'ENTÉRITE TUBERCULEUSE

Dr C. Jacobs (1).

Joseph D..., 28 ans, brasseur. Père mort de tuberculose pulmonaire, mère morte de la poitrine. Deux frères bien portants, une sœur bien portante, un frère mort de la poitrine, une sœur morte d'affection abdominale.

Le malade est célibataire. Il a toujours été assez maladif. A fortement grandi vers l'âge de 15 ans.

Nous le vîmes en octobre 1901. Il était malade dix-sept à dix-huit mois. Début par des coliques avec diarrhée, d'abord assez espacée, puis de plus en plus fréquente au point de devenir, pour ainsi dire, continue depuis quatre mois. Marche difficilement, se traîne plutôt de son lit au fauteuil. Il a de quarante à soixante selles diarrhéiques par vingt-quatre heures, avec douleur continue au niveau de l'ombilic. Appétit nul. Sommeil très léger. L'aspect général est des plus misérables ; n'a littéralement que la peau sur les os, pommettes saillantes, rouges. Court d'haleine ; ne tousse pas. Transpirations profuses. Ventre distendu, ascite.

Il a subi de multiples traitements, qui sont tous restés sans résultat.

Nous donnons, le 16 octobre 1901, la première injection. Poids, 54 kilogrammes. La température est de 39° le soir, 36°5 le matin. Du 16 octobre au 1er août 1902, il reçoit cinquante-neuf injections. Le 1er février 1902, poids, 63 kilogrammes; le 1er juillet, 72 kilogrammes; le 1er octobre, 76 kilogrammes ; le 2 février 1903, 79 kilogrammes.

La diarrhée va en diminuant, le sommeil revient, les transpirations disparaissent ; l'ascite disparaît.

L'appétit revient petit à petit. Le 1er mars 1902, la diarrhée a totalement disparu. Seule persiste une légère douleur à gauche de l'ombilic.

---

(1) *Progrès Médical Belge.* Août 1903.

Le jeune homme a repris ses occupations de brasseur depuis juin 1902. Nous l'avons revu à différentes reprises. Toute douleur a disparu ; il peut, sans fatigue, travailler dix à douze heures par jour.

Le diagnostic de l'affection a été basé sur les antécédents héréditaires et la marche de la maladie. L'analyse des selles n'a pas été faite. Je l'ai jugée inutile, le malheureux étant moribond !

1906, santé très belle.

PÉRITONITE TUBERCULEUSE (1).

Dix-sept observations ont été réunies : 13 guérisons, 1 très grande amélioration, 1 décès, 1 observation se rapportant à un cas de cancérose intestinale, 1 cas rapidement abandonné, désespéré.

D'observation générale, les injections n'amènent pas de réaction locale, pas de réaction générale, sinon dans les cas aigus ; dans ceux-ci, la température tombe rapidement. Il y a une amélioration rapide de l'état général, de la nutrition. Les douleurs abdominales cèdent dès les premières injections. L'ascite disparaît rapidement. Les tumeurs tuberculeuses (noyaux, gâteaux) fondent lentement mais progressivement, sans laisser de traces (cas n° 8, n° 16, n° 17). Chez la femme, la menstruation reparaît régulière. Ainsi, dans le cas 17, nous la voyons reparaître après deux ans d'aménorrhée.

La guérison de la péritonite est généralement rapide ; quelques cas ont été guéris après quelques injections. La guérison de la plupart de ces cas a été constatée maintenue telle plusieurs mois après la cessation du traitement. Le nous signalé comme décès (cas n° 12, docteur C. Petit) était désespéré, avait été ponctionné plusieurs fois ; le liquide abdominal s'est reproduit moins rapidement et moins abondamment.

Nous constatons que les injections ont agi dans tous les cas.

ENTÉRITE TUBERCULEUSE (2).

Six observations (1 adulte, 5 enfants), 3 guérisons, 3 décès. Le premier (enfant de 11 mois) succombe aux convulsions, alors que l'entérite avait cédé (cas n° 6). Le deuxième meurt de broncho-pneumonie *non tuberculeuse*, après guérison de l'entérite (cas n° 4). Le troisième (enfant de 17 mois) meurt de tuberculose pulmonaire (cas n° 5). Nous possédons encore une observation du docteur Nauwelaers, peu probante au point de vue de la nature de l'affection. Comme nous l'a écrit le docteur Nauwelaers, le diagnostic de la tuberculose est quasi impossible dans la première enfance. Seule,

(1) *Progrès Médical Belge*. Mars 1904.
(2) *Progrès Médical Belge*. Mars 1904.

l'injection de tuberculine de Koch peut venir nous éclairer; le plus souvent, la nature de l'infection reste problématique.

Le docteur Nauwelaers a observé que les injections n'ont pas eu d'effet nuisible, qu'elles n'ont pas été suivies de réaction dans la très grande majorité des cas, qu'elles ont amené rapidement la guérison de diarrhées putrides rebelles chez des enfants soupçonnés être atteints de tuberculose.

Ces mêmes constatations ont été faites par les docteurs Kips et Breckx.

Chez l'adulte, l'entérite tuberculeuse pure est rare. Généralement, elle n'est qu'une complication ultime de la tuberculose pulmonaire. Dans le cas n° 1, jamais il n'y eut réaction générale. La guérison fut lente, mais définitive, et s'est maintenue telle depuis deux ans et demi.

GOMMES SCROFULO-TUBERCULEUSES (1).

Quinze observations, 15 guérisons. L'injection n'amène ni réaction générale, ni réaction locale. Il y a rapide amélioration de l'état général de la nutrition.

Au niveau des lésions : au début, amélioration rapide de l'atmosphère des lésions (lymphangites de voisinage, gonflements, etc.).

Les gommes crues, n'ayant subi aucun phénomène de nécrose interstitielle, se résorbent.

Les gommes où la fonte a commencé, ou bien où la fonte est déjà très avancée, marquée par de la fluctuation, mais où il n'y a pas ouverture à la peau, se résorbent et guérissent avec cicatrice interstitielle fibreuse, que l'on constate par la formation de noyaux ou de cordons rétractés, durs. Cette résorption peut être accentuée dans sa marche si, avec toutes les précautions d'une minutieuse asepsie, on enlève, par ponction aspiratrice à la seringue, les produits liquides de nécrose interstitielle de la gomme.

Les gommes ouvertes, par conséquent infectées par des agents secondaires, guérissent par cicatrisation des fistules ou des surfaces ulcérées. Un bourgeonnement de bon aloi témoigne rapidement de cette marche. Les cicatrices obtenues sont généralement *remarquables* par leur minceur, leur souplesse parfaite, l'absence de nodosités et de gaufrures.

Les lésions très anciennes, qui semblaient guéries, peuvent réagir et évoluer très rapidement, soit que leur résorption se fasse sous la peau, et cela en quelques jours (voir cas n° 5), soit que cette évolution nouvelle se fasse avec une intensité et une rapidité telles que la résorption interstitielle ne peut pas suivre les progrès de la fonte purulente. Il se fait alors une abcédation de la peau et ouverture consécutive : la guérison ne tarde d'ailleurs pas.

(1) *Progrès Médical Belge*. Mars 1904.

Certaines gommes se sont guéries par transformation crétacée, avec expulsion des noyaux crétacés ainsi formés.

Aucun cas n'est resté insensible, même celui du docteur Lambotte (cas n° 3), où un traitement abandonné après quinze injections avait transformé une adénite, de la grosseur d'un œuf de pigeon, en une nodosité de la grosseur d'une fève, sous une peau saine.

TUBERCULOSE OSSEUSE (1).

Treize observations : 1 cas sans résultat (n° 4), 1 décès, 5 guérisons, 3 grandes améliorations, 1 amélioration, 2 cas de guérisons partielles (en traitement).

Le décès noté s'est produit chez un enfant de 18 mois à la suite de convulsions.

Le traitement des tuberculoses osseuses est long. Aussi conçoit-on que le docteur Delbecque (n° 4) n'ait obtenu aucune amélioration dans un cas de tuberculose osseuse articulaire à fistules, datant de 5 ans, après 27 injections.

Le symptôme douleur disparaît très rapidement, le plus souvent d'une façon définitive (n° 9). La douleur atroce, osseuse, est remplacée souvent par un fourmillement ayant pour siège les parties malades. Il n'y a généralement ni réaction locale, ni réaction générale. L'état général se relève rapidement au point de permettre à des malades alités depuis des mois de se lever après 12-15 jours (n° 9).

Les ostéites fermées, c'est-à-dire sans fistules ou communications avec l'extérieur, passent rapidement à résolution ; les os dégonflent, la peau perd sa rougeur, sa tension. Si l'affection est de date ancienne, la marche progressive est souvent lente. D'aucuns ont observé dans certains cas des arrêts dans la guérison, des recrudescences du mal ; il est à supposer que dans ces cas, comme dans les gommes, il y a réveil de lésions endormies et l'on assiste alors à l'évolution de ces foyers. S'il y a abcès ou collection purulente autour des foyers, quelques ponctions amènent la guérison sans fistule.

Les ostéites ouvertes, à fistules, guérissent plus lentement. Nous avons affaire dans ces cas à des infections complexes et souvent à des foyers de suppuration entretenus par des séquestres. Il faut procéder à une intervention ayant pour but l'élimination de ces débris osseux. L'emploi du courant d'oxygène peut apporter ici un appoint sérieux.

(1) *Progrès Médical Belge.* Mars 1904.

TUBERCULOSE DU LARYNX (1).

Quinze observations : 2 décès, 11 guérisons, 1 amélioration, 1 résultat nul. Les deux décès étaient des cas absolument désespérés, dans lesquels on eut recours aux injections peu de temps avant l'issue fatale (cas n°s 11 et 12).

Le cas amélioré (n° 14) est encore actuellement en traitement.

Les guérisons, contrôlées par des spécialistes, ont été obtenues rapidement. Plusieurs d'entre elles ont été constatées maintenues telles longtemps *après la disparition des lésions*.

La guérison des lésions tuberculeuses du larynx est rapide. La tuméfaction, l'hypérémie disparaissent progressivement, puis peu à peu les ulcérations se réparent, laissant aux cordes vocales leur aspect nacré brillant normal. La voix redevient claire.

Il est à remarquer que, dans tous ces cas, les traitements locaux du larynx ont été abandonnés dès le début des injections.

E. — TUBERCULOSE PULMONAIRE (2).

102 observations :
- 5 décès ;
- 26 guérisons ;
- 23 grandes améliorations ;
- 17 améliorations ;
- 14 guérisons partielles et améliorations partielles ;
- 3 améliorations passagères ;
- 1 nul ;
- 8 cas trop récents (en traitement) ;
- 5 cas dans lesquels le traitement est abandonné ;

soit 79 résultats positifs (guérisons, grandes améliorations, améliorations, guérisons partielles).

Neuf résultats négatifs (décès, nul, améliorations passagères).

Cinq décès :

Cas n° 31 : Tuberculose bilatérale ayant envahi toute la hauteur des poumons, à marche aiguë, chez une enfant de 17 ans ; durée de la maladie 5 mois.

---

(1) *Progrès Médical Belge.* Mars 1904.

(2) *Progrès Médical Belge.* Mars 1904.

Cas n° 59 : Décès accidentel, chez un homme de 35 ans, alcoolique, en traitement depuis 7 mois, très amélioré. Autopsie démontrant la marche de la guérison.

Cas n° 57 : Tuberculose pulmonaire double à marche aiguë chez une jeune fille de 18 ans 1/2, durée de la maladie 9 mois.

Cas n° 86 : Tuberculose bilatérale à marche aiguë chez un jeune homme de 19 ans. Lésions très avancées au début du traitement.

Cas n° 96 : Enfant de 12 ans. Tuberculose aiguë généralisée, durée 3 mois.

Nous avons classé sous la rubrique :

Améliorations et grandes améliorations, les cas dans lesquels les lésions pulmonaires sont en voie de guérison, les bacilles de Koch ont disparu ou fortement diminué dans l'expectoration. Ces cas, soumis encore au traitement, seront guéris dans peu de temps.

Guérisons partielles et améliorations partielles, les cas dans lesquels, ou bien un poumon est guéri, tandis que les lésions de l'autre poumon sont en voie de guérison ; d'autres cas où le larynx est guéri et les lésions pulmonaires en voie de guérison ; des cas où il y a guérison, soit d'une pleurésie tuberculeuse, soit d'une autre localisation tuberculeuse, et quasi guérison des lésions pulmonaires.

Améliorations passagères. Cas n° 79. Tuberculose généralisée aiguë, cas dans lequel le traitement est abandonné. On a observé une amélioration très notable pendant 6 semaines, puis reprise d'une déchéance organique intense et rapide.

Cas n° 76. Tuberculose pulmonaire avancée au début du traitement. Une amélioration marquée s'observe dans les symptômes et l'état général. La malade gagne 2 kilog., quand se déclare une laryngite tuberculeuse aiguë qui amène le décès en quelques jours.

Cas n° 100. Tuberculose pulmonaire avec orchite tuberculeuse bilatérale. Toutes les lésions tuberculeuses guérissent quand s'aggrave une néphrite ancienne qui emporte le malade.

Résultat nul. Cas n° 91. Le traitement est abandonné après un mois, les symptômes restant graves.

Les cas *trop récents* ne peuvent encore être appréciés, le traitement n'étant applipué que depuis quelques semaines.

Cinq cas dans lesquels le traitement a été abandonné, par refus des malades (cas n°s 49, 46, 45 et 74), ou à cause de la lenteur des résultats (cas n° 77).

Le traitement s'est adressé à tous les degrés de la tuberculose pulmonaire. Un seul cas semble être resté indifférent; peut-être eût-on dû insister plus longuement avant de l'abandonner.

S'il faut attacher une réelle importance à la gravité et à l'étendue des lésions pulmonaires, nous devons considérer la résistance organique comme le facteur principal de notre pronostic. L'action première des injections étant le relèvement de l'état général et de la nutrition, on comprend le chiffre des résultats positifs obtenus : 79 p. c.

Le premier résultat que l'on observe est donc le relèvement de la résistance organique, qui devient nette, franche ; les lésions locales semblent, dès lors, quelle que soit leur étendue, n'avoir que fort peu d'influence sur le fonctionnement des organes voisins : cœur, rein, estomac, intestin.

La température tombe, dans la grande majorité des cas, rapidement à la normale. Dans certains cas aigus, la fièvre peut perdurer pendant des semaines, atteindre même 40°, pour finir par ne plus dépasser 37° (observ. 64, 44, etc.). Très généralement, chez les pulmonaires apyrétiques, les injections ne sont suivies d'aucune réaction thermique.

De même que dans les ostéites et les autres localisations tuberculeuses, des poussées aiguës peuvent évoluer en cours du traitement, évolution de foyers nouveaux, ou réveil de foyers anciens. Cette évolution est rapide, ne dure guère plus de trois à quatre jours.

Le poids du malade diminue au début du traitement, pour remonter ensuite et atteindre souvent 7-10 kilog. en quelques mois.

Avec la chute de la température disparaissent les transpirations nocturnes. Le sommeil devient calme, réparateur. Au bout de peu de temps, les malades peuvent reposer dans toutes les positions.

Résultat local. — La *toux* diminue progressivement. L'*expectoration* devient moins abondante, perd les caractères de muco-purulence. Les crachats deviennent plus blancs, plus limpides. Les bacilles de Koch disparaissent ; peu à peu disparaissent également les streptocoques, les staphylocoques, etc.

Percussion. — On observe la diminution progressive, puis la disparition des matités. Les zones pulmonaires atteintes reviennent plus ou moins rapidement à la sonorité normale.

Auscultation. — La première constatation stéthoscopique est la disparition des phénomènes congestifs voisins des lésions ; puis, peu à peu, diminue la bronchite. Concurremment on entend s'améliorer les phénomènes stéthoscopiques au niveau même des lésions pulmonaires. Ces lésions, quelle que soit leur gravité, marchent vers la cicatrisation. Ainsi, dans de nombreuses observations, on peut voir la disparition des cavernes pulmonaires.

Radioscopie. — Les images radioscopiques corroborent parallèlement toutes les constatations faites à la percussion et à l'auscultation.

La guérison des lésions se maintient telle après cessation de tout traitement.

LUPUS (1).

Pour bien comprendre quelle est l'action des injections, dans les cas de lupus tuberculeux de Willan et Bateman, quelques réflexions préliminaires sont indispensables au sujet de l'évolution naturelle du lupus lui-même, d'une manière générale, et de ses différentes variétés ensuite.

Le lupus de Willan et Bateman est une forme de la tuberculose tégumentaire, de la peau ou des muqueuses en relation directe avec la peau. Des différentes modalités d'évolution de la tuberculose dans l'espèce humaine, le lupus est certainement une forme des plus atténuées. Il a fallu les progrès modernes de l'histologie pathologique, les coupes patientes et en série pour y déceler l'agent de la tuberculose. Il a fallu les ingéniosités de l'anatomie pathologique expérimentale pour démontrer son inoculabilité aux animaux, et aux animaux qu'on désigne cependant sous le nom de : réactifs de la tuberculose.

Telle est, dans l'échelle des degrés de gravité de la tuberculose, la situation de l'échelon extrême, si l'on veut me permettre cette image, de la tuberculose tégumentaire, du lupus. Et dans cette tuberculose, la moins virulente, essentiellement chronique, il y a bien des degrés d'évolution.

En lisant les quelques notes rapides, données pour les observations des malades mis en expérience, on remarquera, par exemple, que la tuberculisation cutanée peut marcher des années et des années de sa même marche, tellement lente, qu'ayant débuté dans l'enfance ou vers l'adolescence, elle a vécu toute la vie d'un individu sans quitter le terrain cutané ; peut-être mourra-t-elle avec lui à un âge avancé sans avoir pu réaliser la loi pathologique d'évolution de la tuberculose : la marche de la périphérie vers le centre. Sa caractéristique c'est l'absence de réaction un peu aiguë de l'organisme, l'indolence dans l'acception vulgaire de ce terme. L'organisme s'est contenté d'augmenter autour de ces lésions la trame fibreuse du derme. Une

(1) *Progrès Médical Belge.* Mars 1904.

coque de tissu scléreux les entoure et les protège en les isolant des tissus et, de cette façon, s'ils sont peu virulents, peu contagionnants par extension, ils reçoivent aussi un minimum de circulation. On pourrait presque dire que le centre de ces lésions lupiques n'est plus vivant et que leur zone périphérique seule est encore en activité nutritive et de combat.

Dans d'autres circonstances, la tuberculose cutanée revêt des allures un peu plus franches, plus nettes. Dans ces cas, dès le début, les lésions ont un aspect clinique qui les rapproche davantage de l'autre forme de tuberculisation cutanée, des gommes. Les lésions sont plus grosses, plus saillantes, plus évolutives. La fonte des tissus néoformés, des lupômes est plus rapide. La circulation lymphatique et sanguine périphérique plus intense, l'inflammation moins torpide. Ou bien si les lésions ne sont pas plus volumineuses, elles sont plus succulentes, leur multiplication et leur dissémination plus rapides. Un organisme moins résistant n'a pas eu le temps ou l'énergie nécessaire pour former autour d'elles des remparts de tissu scléreux. Jusqu'aux ganglions voisins qui s'organisent fatalement pour la lutte, s'hypertrophient et, souvent même, se tuberculisent, tout est infecté.

En un mot, la marche évolutive est moins localisée, plus serpigineuse, plus réactionnelle, la tuberculose est déjà plus franche.

Entre ces deux degrés extrêmes du lupus, on rencontre toutes les variétés dans l'évolution pathologique spontanée.

***

Il était nécessaire de faire ces quelques très courtes réflexions préliminaires avant d'examiner quelle est l'action d'un agent tel que l'injection Jacobs dans l'organisme tuberculisé par le lupus. La lecture des autres chapitres de ce travail (lequel n'est fatalement qu'un résumé très contracté et très pâle des observations), et surtout la lecture du chapitre traitant des gommes scrofulo-tuberculeuses (à propos du réveil de certains foyers, qui étaient non pas guéris, mais en sommeil, en latence de tuberculose), fera mieux comprendre que l'action curative de ce produit est déterminée par la présence même des bacilles tuberculeux à l'intérieur des tissus.

Je l'écrivais déjà il y a un an : « Pour mieux exprimer ma pensée, je dirai : Peut-être un traitement de ce genre, un spécifique, mordrait-il mieux sur des lésions d'autres organes plus facilement tuberculisables, plus florides en bacilles. » Cette opinion que j'émettais il y a un an est exacte. Dans la tuberculose tégumentaire, plus est élevé le degré de virulence de la lésion, mieux et plus vite agit l'injection. Son action est plus grande sur les gommes que sur le lupus, et sur les lupus les moins chroniques plus que sur ceux à marche naturelle torpide.

*
* *

Voyons maintenant quel a été le résultat de l'injection dans les différents lupus.

Unanimement, dans toutes les lésions lupiques, qu'elles soient très récentes, de toute nouvelle formation, ou qu'elles soient très anciennes, réagissant peu ou très inflammatoires, on voit, dès le début des injections, survenir des modifications manifestes dans l'atmosphère des lésions : diminution, régression, disparition des lésions lymphangitiques de voisinage, avec répercussion sur la circulation lymphatique en aval de la région infectée ; souvent, engorgement au niveau du ganglion le plus voisin, puis régularisation de l'écoulement des produits retirés, par voie lymphatique, du terrain de la lutte.

Cette première période de l'action de l'injection est notée telle dans tous les cas.

La deuxième période varie suivant les lupus auxquels on s'adresse.

Dans les lupus récents, dans les lupus vierges de toute intervention thérapeutique, on constate ensuite une action sur le tissu lupômateux lui-même : Affaissement, diminution d'étendue, régression, disparition clinique du lupôme : c'est la guérison actuelle. Il est évident pour tout dermalogiste, qu'on ne peut jamais parler, en fait de guérison d'un tubercule ou d'un infiltrat lupômateux, que sous la réserve de guérison « actuelle », c'est-à-dire qu'en présence d'une cicatrice si belle, si parfaite, si dénuée que possible à l'examen clinique, à la loupe, de toute trace de tissu suspect ; même après des années d'attente, nul ne peut affirmer qu'il n'existe plus dans l'intimité même du tissu incriminé quelque parcelle bacillifère, quelque germe de récidive. On concèdera cependant qu'il y a « actuellement » guérison, quand, par exemple, le tissu lupômateux aura été remplacé peu à peu par un tissu cicatriciel mince, souple, donnant l'apparence d'une cicatrice parfaite. On peut faire des réserves pour l'avenir, cela est légitime et prudent, étant donné l'expérience des réveils *in situ* après des années.

Mais quelque légitimes que soient ces défiantes réserves, il n'est pas possible, de bonne foi, d'étiqueter ces observations au chapitre résultat autrement que par le mot guérison. C'est dans cette compréhension que nous avons enregistré les quatre cas où nous disons que l'injection Jacobs a donné la guérison de nodules ou de placards lupeux.

Dans d'autres cas, des lupus ulcérés ou non, souvent à grosses lésions, gros, très gros tubercules, des placards surélevés d'un centimètre et plus sont actuellement remplacés par des cicatrices minces, souples, blanches ou d'un blanc rose, de niveau avec la peau voisine. Ces cicatrices montrent, quand on tend la peau, un tissu fibreux aréolaire, étreignant et faisant disparaitre presque complètement des traces de tissu lupômateux toujours de plus en plus réduites par l'effet du traitement. C'est là ce que nous entendons par grande amélioration, notre conviction ferme étant que des doses nouvelles (et peut-être, ajouterons-nous suivant nos expériences en cours), des doses croissant d'intensité, amèneront certainement des guérisons complètes et durables. Ces doses plus fortes ne donnent d'ailleurs pas de réaction générale.

L'amélioration simple, c'est le cas où le tissu non seulement d'atmosphère lymphangitique, mais le tissu spécifique lui-même est influencé d'une façon certaine quant à sa régression, tout en étant moins, en progrès, actuellement, que dans les cas classés : grande amélioration.

Enfin, quelques cas, rares, n'ont pas été influencés. Quelques malades, rangés dans la même catégorie, ont abandonné le traitement, hâtivement.

* * *

Dans aucune observation, on n'a pu noter, en suite du traitement par les injections, aucun phénomène fâcheux ou simplement ayant pu faire regretter d'une manière quelconque d'avoir institué ce traitement.

TRAITEMENT DE LA TUBERCULOSE

par M. le docteur C. JACOBS (1).

Professeur agrégé à la Faculté de Médecine de Bruxelles.

J'ai l'honneur de vous présenter les résultats consciencieusement observés par un grand nombre de médecins, par mes élèves, et par moi-même, en Belgique, en Angleterre, en Suisse et en France, à la suite du traitement des différentes localisations de l'infection tuberculeuse par une tuberculine que nous préparons dans notre laboratoire depuis 1897. Le nombre élevé des guérisons maintenues telles depuis plusieurs années, la constance des résultats, l'innocuité absolue du traitement nous ont paru être facteurs suffisamment importants pour attirer quelques instants l'attention des membres de la Société internationale de la Tuberculose.

(1) *Communication à la Société Internationale de la Tuberculose.* Mars 1906.

Un organisme infecté de tuberculose doit opposer lui-même résistance à l'infection : la meilleure médication antituberculeuse sera celle qui viendra renforcer les moyens de défense, en soutenant ou en augmentant la phagocytose, en favorisant l'apparition des anticorps spécifiques de défense. Avec nos moyens thérapeutiques actuels, nous sommes forcés de demander au malade lui-même de produire ces anticorps, et pour arriver à ce but nous avons recours à l'immunisation active directe, par des injections de tuberculine qui ne font que réveiller les tendances et les efforts défensifs de l'organisme infecté. Le revers de cette médication se perçoit immédiatement. Jamais il ne faut demander à un organisme donné un effort trop considérable, inévitablement suivi d'épuisement rapide dont il ne se relève plus. De là, nécessité primordiale de guider, en quelque sorte, les efforts de défense de l'organisme, de n'utiliser qu'un produit dont les effets ont été soigneusement contrôlés et dont le titre est rigoureusement dosé, de ne recourir aux injections de tuberculine que lorsque la résistance organique est en état d'infériorité vis-à-vis de l'agent infectieux et de ses toxines. C'est en quelques mots vous exposer le doigté nécessaire à l'emploi de cette médication.

Introduite dans le sang, la tuberculine y provoque la formation de substances protectrices. Ce vaccin, dérivé du protoplasme microbien, lancé dans l'organisme, entre en combinaison avec les éléments bactério-tropiques toujours présents dans le sang et lui soustrait une certaine quantité de substances protectrices, soustraction qui a pour conséquence une stimulation cellulaire, dont le résultat est une formation nouvelle et surabondante de substances bactério-tropiques ou protectrices. Nous voyons donc toujours l'inoculation être suivie d'une phase négative, puis d'une phase positive ; l'observation clinique constate que chaque chute du pouvoir défensif marche de pair avec une aggravation de symptômes, chaque relèvement coïncide avec une amélioration de l'état général et de l'état local. Malheureusement ces phénomènes ne marchent pas toujours avec cette régularité mathématique; chez un individu profondément infecté, toute réaction défensive semble être épuisée, et chez lui les tentatives d'immunisation n'ont comme résultat qu'une diminution plus accentuée encore du pouvoir défensif, la phase positive manque, nous ne provoquons qu'une phase négative prolongée.

Si la dose de vaccin est trop forte, il y a une telle soustraction de substances protectrices du sang que le malheureux ne s'en relève pas, qu'il meurt pendant une phase négative foudroyante. Ce mécanisme nous explique les accidents qui ont marqué les débuts de la tuberculine de Koch. Remarquons, d'autre part, qu'une injection journalière de petites doses de vaccin manque également le but ; à chaque injection correspond un accroissement progressif de l'immunité, mais fatalement il arrive un moment où cette immunité, ayant atteint son maximum, s'effondre sous l'action répétée des inoculations.

Si l'on diminue considérablement la dose injectée, la phase négative manque totalement ou est si fugace que l'analyse ne parvient pas à saisir le moment exact de sa production ; la phase positive fait également défaut et le degré d'immunité du malade reste ce qu'il était.

Si la dose est suffisante pour provoquer une réaction, celle-ci porte en elle la guérison ou la mort. La question de dose est donc primordiale ; trop faible, elle passe inaperçue ; trop forte, elle peut aggraver l'état infectieux du malade et produire une mobilisation générale des microbes infectants. Cette question de doses devient encore plus importante lorsque l'on pratique une série d'inoculations, car on additionne dès lors les effets ; on peut obtenir des effets cumulatifs positifs ou bien négatifs, élevant ou abaissant par échelons successifs le niveau final de l'immunité. L'examen du sang suivant la méthode de Wright nous permet de connaître le moment opportun et la dose de choix. Opérer sans lui, c'est faire de la thérapeutique empirique, risquer de réinoculer le malade en pleines phases négatives, de cumuler les effets négatifs, de diminuer, au lieu d'augmenter, leur résistance.

***

L'organisme sain ne résiste à l'infection tuberculeuse qu'à la condition de présenter dans son sang une substance protectrice, qui normalement doit y exister en quantité suffisante. Cette substance est spécifique : tel individu est tuberculisable qui se défend normalement contre le bacille d'Eberth, le staphylocoque. En d'autres termes, le sang d'un sujet infecté de tuberculose est pauvre en substances protectrices *spécifiquement* vis-à-vis du bacille de Koch. Si nous prenons comme normale le sang d'un individu sain = 1, nous trouvons le sang d'un malade atteint de :

Péritonite tuberculeuse =	0,67
Tuberculose du larynx	0,6
Abcès du psoas	0,4
Sycosis tub.	0,4
Lupus	0,56
—	0,5
Cystite tub.	0,8
—	0,6
Lupus de la main	0,9
Prostatite tub.	0,85
Abcès de la cuisse	0,64
Lichen scrofuleux	0,56

Tub. pulmon. 0,75
— 0,69
Péritonite tub. 0,66

Nous voyons par ces chiffres la démonstration de la spécificité vis-à-vis du bacille de Koch.

Dans l'infection tuberculeuse l'organisme est le siège d'infections multiples mais localisées, dans lesquelles un nombre incalculable de micro-organismes pullulent, versant dans le torrent circulatoire les produits de leur métabolisme ou les produits nécrotiques des cellules malades ou mortes. Nous croyons que nous devons nous adresser à un vaccin microbien, si nous voulons arriver à immuniser l'organisme infecté.

Nous employons dans ce but un vaccin bactérien provenant d'une culture sur bouillon de bacilles de tuberculose humaine, de virulence toujours identique et contrôlée, nous la laissons à l'étuve un temps déterminé. Après réduction à chaud, dans le vide, jusqu'à réduction au 8 p. 100 du volume primitif, les cultures sont filtrées sur porcelaine et stérilisées. Nous étendons le liquide de glycérine, obtenant ainsi une liqueur mère, au moyen de laquelle nous faisons des solutions de titres différents qui sont placées en ampoules de verre coloré de 2 centimètres cubes, scellées à la lampe. Ces ampoules se conservent indéfiniment.

Expérimentation. — Le cobaye sain supporte sans manifestation morbide une injection sous-cutanée et intra-péritonéale de 2 centimètres cubes de ce liquide.; 5 centimètres cubes amènent des troubles qui disparaissent plus ou moins rapidement ; un cobaye tuberculeux meurt en quelques heures après une injection de 1 demi à 1 centimètre cube ; chez le lapin sain l'injection de 5 centimètres cubes ne donne qu'un amaigrissement passager ; chez le lapin tuberculeux une injection de 1 centimètre cube amène une hyperthermie de 41 à 42° avec mort plus ou moins rapide. Nous n'entendons parler évidemment là que d'expériences faites avec le liquide mère.

Les solutions que nous préparons n'entraînent aucun trouble sérieux chez les animaux sains ; les injections répétées chez les animaux tuberculeux peuvent amener des troubles inquiétants, mais le plus souvent passagers. Les autopsies que nous avons pu faire d'animaux infectés morts en expérience nous ont montré que les foyers tuberculeux sont entourés de véritables exsudats leucocytiques qui isolent en quelque sorte ces foyers ; les leucocytes sont le siège d'une phagocytose intense, amenant la destruction plus ou moins rapide des bacilles ; dans les tissus tuberculeux mortifiés, les masses caséeuses, ce travail ne se produit pas ; autour des lésions tuberculeuses vivantes on l'observe dans toute son intensité.

A une période expérimentale plus avancée on voit le foyer infecté devenir de plus en plus petit, se nécroser et même finir par être éliminé. Nous avons observé souvent cette terminaison dans la guérison des gommes tuberculeuses.

L'intensité du travail phagocytaire autour des foyers tuberculeux est en rapport direct, peut-on dire, avec l'intensité du mécanisme de défense que l'organisme emploie dans sa lutte contre le bacille de Koch.

***

Cette phagocytose a lieu grâce à un élément susceptible de se combiner au bacille de Koch et de le préparer à la digestion intracellulaire. Cette substance, appelée par Wright « Opsonine », peut être décelée et dosée dans une goutte de sang en suivant la technique de Leishman modifiée par Wright et Douglas. Toute phagocytose suppose l'action préalable d'une opsonine spécifique détruite à 60°. Le dosage de cette opsonine se fait en mélangeant dans un tube capillaire un volume de sérum à essayer, un volume d'une émulsion de leucocytes lavés provenant d'un sang normal et un troisième volume d'une émulsion de bacilles de Koch dans une solution de 0,75 NaCl. Le tube capillaire scellé est mis à l'étude pendant dix minutes à 37°, puis on fait des préparations microscopiques de son contenu. Après une coloration appropriée (fuchsine, H^2SO^4, violet de méthyle 6^b, acide picrique) on compte le nombre de microcoques phagocytés par les 30 ou 40 premiers leucocytes qui se présentent au microscope. En divisant le total des microcoques phagocytés par le nombre de leucocytes examinés on obtient le coefficient phagocytaire. On compare ce coefficient à un coefficient normal pris comme unité et obtenu par une opération exactement similaire, menée simultanément, mais dans laquelle on a mélangé au volume d'émulsion bacillaire et leucocytaire le sérum provenant d'un sujet sain. Le rapport des deux coefficients constitue l'index *opsonique*. Cet index est au-dessous de la normale chez le tuberculeux : il subit des variations de hauteur après chaque injection de vaccin microbien. L'enseignement général qui se dégage des expériences qui ont aujourd'hui le contrôle du temps, c'est que cette vaccination antituberculeuse ne peut malheureusement guérir tous les tuberculeux ; on obtient des améliorations inespérées, des guérisons dans certains cas, dans d'autres on n'obtient rien. Ceci dépend de la réserve d'énergie vitale ou de réaction que chaque malade recèle en lui et qui diffère de l'un à l'autre. Après quelques injections on peut émettre un pronostic précis quant aux effets à espérer de la médication ; un malade dont l'index opsonique ne se relève pas après deux ou trois injections est un malade perdu ; l'immunité est chez lui tombée à son degré le plus bas. Les forces défensives sont épuisées, rien ne peut les exciter. Continuer les injections dans un cas de l'espèce serait hâter la mort du malade, puisque chaque vaccination lui enlève une certaine dose de substances protectrices ; aucune phase positive ou d'élaboration n'y succédant, nous provoquons l'accumulation de phases négatives qui amène la mort précipitée. Dans les cas favorables, l'analyse du sang du malade donnant un index opsonique au-dessous de la normale, une injection de tuberculine faible est pratiquée. L'analyse faite 24 heures plus tard démontre que la valeur auto-protectrice du sang s'est encore abaissée. Deux jours plus tard une phase positive y succède, une production surabondante de substances protectrices a eu lieu, le sang possède des qualités défensives supérieures à celles du sang provenant d'un individu sain. Au bout d'un temps variable cette valeur a des tendances à retomber vers le taux primitif, on doit alors pratiquer une nouvelle injection qui est suivie de la même succession de phénomènes, avec cette différence cependant que l'immunité atteint un sommet encore plus élevé. Un malade dont la courbe d'immunisation suit cette marche est un malade chez lequel l'infection semble arrêtée.

Par ce rapide exposé nous espérons avoir fait comprendre toute l'importance du contrôle par analyse du sang de la thérapeutique antituberculeuse.

*
* *

Chez l'homme tuberculeux les injections de notre tuberculine ne sont suivies d'aucune réaction, ni thermique, ni générale, ni locale. Sur plus de 60.000 injections on ne nous a signalé aucun accident, nous pouvons donc affirmer l'innocuité absolue de cette médication. Chez tous les malades soumis au traitement la tolérance a été parfaite.

Dans la *tuberculose pulmonaire* on observe un relèvement très rapide de l'état général et de la nutrition, en rapport d'ailleurs avec le relèvement de la résistance organique qui devient nette et franche. Dans la grande majorité des cas, la température tombe rapidement à la normale ; chez les apyrétiques jamais on n'observe de réactions thermiques ; dans les cas aigus la fièvre peut perdurer pendant des semaines pour finir par ne plus dépasser 37°. Avec la chute de température, on voit disparaître les transpirations nocturnes, le sommeil devient réparateur, assez rapidement les malades reposent dans toutes les positions. A la percussion on observe la diminution progressive, puis la disparition des matités, qui sont remplacées plus ou moins rapidement par une sonorité qui se rapproche de la normale. A l'auscultation on perçoit la disparition progressive des foyers congestifs qui entourent les lésions ; les râles et toutes les constatations stéthoscopiques au niveau des lésions pulmonaires diminuent peu à peu, ces lésions marchent vers la cicatrisation comme nous avons pu l'observer à l'autopsie. Toutes ces constatations au cours du traitement sont corroborées par les images radioscopiques. La toux diminue, l'expectoration devient moins abondante, les crachats deviennent plus liquides, la bacille de Koch disparaît plus ou moins rapidement. Au début du traitement il y a toujours diminution en poids, mais très rapidement ce poids remonte et dépasse le taux primitif.

Sur 500 cas de tuberculose pulmonaire à tous les degrés dont nous avons pu collationner les observations, on nous a signalé 62 guérisons maintenues telles depuis plus de 3 ans, 2 ans et 1 an, 209 améliorations, 58 décès, 171 cas ayant abandonné le traitement rapidement, ou l'ayant suivi dans de telles conditions qu'il eût été impossible d'obtenir un résultat quelconque. La grosse majorité de ces malades a suivi le traitement sans abandonner ses occupations journalières, une minorité a été soignée dans des sanatoria, tous les autres habitaient chez eux, le plus souvent dans de très tristes conditions d'hygiène et de nourriture. Parmi les décès plusieurs sont dus soit à des imprudences commises par des malades allant très bien, soit à des accidents, soit à des maladies intercurrentes.

***

Dans la *tuberculose du larynx*, l'hypérémie des cordes vocales, leur tuméfaction diminue assez rapidement, les ulcérations se cicatrisent, laissant aux cordes vocales leur aspect nacré, brillant, la voix revient.

Ce résultat est obtenu sans traitement local spécial ; sur 15 cas de l'espèce, nous avons pu publier, en 1903, 11 guérisons contrôlées par des spécialistes; plusieurs se sont maintenues telles jusqu'à ce jour.

***

La guérison de la *péritonite tuberculeuse* est très rapide, on l'observe parfois après quelques injections. L'ascite disparaît rapidement, la fièvre tombe, la diarrhée et les vomissements s'amendent, en même temps que s'améliorent l'état général et la nutrition. Les douleurs abdominales cèdent dès les premières injections, les tumeurs (noyaux, gâteaux tuberculeux) fondent lentement mais progressivement, sans laisser aucune trace. Chez la femme nous avons vu reparaître la menstruation même après plusieurs années d'aménorrhée.

Nous avons collationné plus de 30 observations de péritonite tuberculeuse dont 17 restent guéries depuis plus de 3 ans et de 2 ans. Nous avons constaté la guérison après 2 ans dans un cas où nous dûmes pratiquer une laparotomie pour fibrome utérin.

***

Nous ne possédons que quelques observations *d'entérite tuberculeuse* primitive. Elle se présente en effet dans la première enfance, son diagnostic est difficile; le plus souvent la nature de l'infection reste problématique. Chez l'adulte elle n'est généralement qu'une complication ultime de la tuberculose pulmonaire, elle est très rarement primitive.

Dans ces cas, les injections (même chez l'enfant) n'ont jamais eu d'effet nuisible, sont rarement suivies de réactions thermiques, amènent rapidement la guérison des diarrhées putrides rebelles chez les enfants soupçonnés atteints de tuberculose.

Sur 6 cas de l'espèce publiés en 1903, nous avons signalé 3 guérisons, dont une s'est maintenue définitive depuis plus de 5 ans, une deuxième depuis 2 ans et demi.

***

Le traitement de la *tuberculose osseuse* est généralement long, aussi demande-t-il beaucoup de persévérance de la part des malades. Il n'y a généralement ni réaction locale, ni réaction thermique. L'état général se relève rapidement, au point de permettre à des malades, alités depuis des mois, de se lever après 15 jours, 3 semaines.

Un des premiers gains du traitement est la disparition de la douleur, souvent si atroce dans cette localisation tuberculeuse; elle est remplacée par un fourmillement ayant pour siège les parties malades. Les ostéites fermées, c'est-à-dire sans fistules ou communications avec l'extérieur, passent à résolution, les os dégonflent, la peau perd sa rougeur, sa tension. Si l'affection est de date ancienne, la progression vers la guérison est lente. Certains confrères ont observé, dans plusieurs cas, des arrêts dans la guérison, avec recrudescence du mal; il est à supposer que dans ces cas, comme dans d'autres localisations, il y a réveil de lésions endormies, et l'on assiste, dès lors, à l'évolution rapide de ces nouveaux foyers. S'il y a abcès ou collection purulente autour des foyers, quelques ponctions amènent la guérison sans fistule.

Les ostéites ouvertes, à fistules, présentant des infections complexes, sont souvent des foyers de suppuration entretenus par des séquestres. La chirurgie doit ici intervenir, pour enlever ces débris qui s'opposent à toute guérison.

On nous a signalé des guérisons de coxalgie sans raccourcissement du membre chez les enfants; de nombreux cas de spina ventosa qui rétrocédèrent rapidement, sans suppuration.

Nous possédons plusieurs observations ayant trait à des cas d'arthrites anciennes à fistules, qui furent soumis au traitement à la veille d'amputation soit du bras, soit de la cuisse, de la jambe. Les injections eurent pour résultat d'amener la guérison des articulations et de conserver leurs membres à ces malheureux. Plusieurs de ces observations ont été prises dans les hôpitaux de Bruxelles.

Laissez-moi vous signaler encore un cas d'ostéite tuberculeuse des 10-12e vertèbres dorsales, 1-2 vertèbres lombaires, en même temps que tuberculose pulmonaire. Le malade est alité, impotent depuis de longs mois sans pouvoir remuer, souffrant atrocement. Dès les premières injections les douleurs diminuent et, jour pour jour, un mois après le début du traitement, le malade se levait pour reprendre ses occupations. La guérison fut obtenue en 7 mois, tant pulmonaire que vertébrale.

Sur 44 cas d'ostéite tuberculeuse, 25 restent guéries depuis 2 ans et plus ; 9 depuis au moins 1 an ; plusieurs sont morts soit d'infection générale, soit de complications.

Diverses observations nous sont parvenues concernant l'utilisation du traitement dans des *localisations diverses de l'infection* : tuberculose conjonctivale, cystite, orchite et épidydimite tuberculeuse. Dans la plupart des cas la guérison a été rapide, avec relèvement des forces, de l'état général et disparition des lésions. Nous n'entendons toujours vous signaler que des cas guéris depuis 2 ans au moins.

Il me resterait à vous parler du lupus et des gommes. Le docteur Lespinne, de Bruxelles, beaucoup plus autorisé que moi pour vous parler de ces affections, vous dira les résultats qu'il a observés, au cours des expériences qu'il a bien voulu poursuivre pendant plusieurs années.

***

Je ne puis, Messieurs, vous donner lecture des observations qui constituent les pièces à conviction de ce dossier, ce serait abuser trop longuement de votre attention. Je les mets à votre disposition, avec l'espoir qu'elles entraîneront peut-être votre curiosité à tenter la cure de l'infection tuberculeuse par une médication qui est à la portée de tous les praticiens.

Le contrôle de cette médication, sur lequel nous avons particulièrement insisté, nous permet :

1° De poser un diagnostic précis, même chez les prétuberculeux, avant que nos moyens ordinaires d'investigation ne nous mettent sur la voie de l'infection ;

2° D'émettre un pronostic rapide quant à la terminaison du traitement ;

3° D'espérer la guérison de tous les cas dans lesquels les réactions, qui se produisent après les injections, sont franches.

Quelle a été l'action de l'injection de T. J. dans les tuberculoses qui sont du ressort habituel du dermatologiste

C'est-à-dire les LUPUS, les GOMMES SCROFULO-TUBERCULEUSES, les ADÉNITES ?

par M. le docteur V. LESPINNE, de Bruxelles (1).

L'intérêt de tout ce qu'on peut observer pendant tout le temps de l'intervention thérapeutique dans ce groupe de maladies est primordial : à cause de leur siège, en effet, toute l'évolution se fait sous l'œil de l'observateur.

Je ne prendrai pour base du présent rapport que les cas que j'ai observés moi-même, la plupart sous le contrôle d'autres médecins témoins. Des observations très intéressantes assez nombreuses ont été publiées déjà ou simplement communiquées par d'autres médecins. La plupart corroborent ce que nous avons vu.

Les malades étaient le plus souvent atteints depuis très longtemps et constituaient de mauvais cas. C'est ainsi que cela se passe tout naturellement dès qu'un mode thérapeutique nouveau est proposé, et je tiens à citer d'abord ces mauvais cas. Plusieurs de mes malades injectés sont morts depuis par évolution d'une infection tuberculeuse, trop avancée déjà au début du traitement, ou d'une infection antérieurement généralisée.

L'une de ces malades était réellement farcie de gommes énormes dans toute la région du cou et je ne puis préciser jusqu'à qu'elle profondeur dans le thorax ; elle portait en même temps une ostéite très grave de tout un fémur et était déjà fort cachectisée. Et cependant les phénomènes de régression furent très marqués dans les gommes, dont certaines guérirent complètement. Cette malade, comme je le disais plus haut, a succombé de par son infection tuberculeuse. Mais il n'en est pas moins à retenir de son observation (cela est du plus haut intérêt) que des gommes cutanées énormes ont été chez elle remplacées entièrement par du tissu cicatriciel. En plus, la relation des symptômes cliniques qui se sont succédé au niveau des lésions externes doit être conservée pour établir la symptomatologie vers la guérison.

Une deuxième malade (gommes du cou, de l'aisselle, d'un bras ; ostéite des os d'un avant-bras, arthrite suppurée du poignet, tuberculose pulmonaire des deux côtés) est morte d'une hémoptysie foudroyante, alors que tous les symptômes, aussi bien du côté pulmonaire que du côté des tuberculoses externes, s'amendaient, et que, signe probant, la malade avait gagné en poids (plusieurs kilos).

(1) *Société Internationale de la Tuberculose.* Mars 1906

Une troisième malade, âgée de 18 ans, en traitement ininterrompu depuis plus de dix ans, dont le cou, depuis les régions sous-maxillaires, rétro-claviculaires jusqu'aux régions sous-occipitales, était entouré de gommes à tout état d'évolution, d'adénites, de cicatrices superficielles et profondes, après avoir gagné 7 kilos en six mois de traitement, était en excellente voie de guérison quand le traitement fut abandonné. Quelques mois après, une atteinte d'influenza vint réveiller certains foyers bronchiques profonds ; le poumon fut entrepris rapidement, peut-être sous forme gommeuse (je ne vis plus la malade), l'évolution fut très aiguë et fatale.

Il est à noter que son père mourut quelques semaines plus tard de tuberculose aiguë.

Voici ce que me renseignent mes notes sur l'évolution ultérieure de l'infection chez une petite malade de 12 ans, guérie tout d'abord par l'injection T. J. d'une gomme scrofulo-tuberculeuse de la main, trois nodules de lupus du genou, abcès froid de la cuisse, toux sèche avec lésions au début des deux sommets. Après un silence complet de plusieurs mois, l'enfant prend l'influenza, qui se localise surtout aux deux poumons. La famille, père, mère, deux enfants, habitent un logement des plus exigus. La mère, atteinte de tuberculose des deux poumons avec vastes cavernes, vient d'accoucher d'un enfant cachectique, demandant des soins continuels ; depuis ses couches elle souffre d'une tuberculose intestinale, qui la mènera au tombeau quelques mois plus tard. Dans ce milieu, désinfection illusoire des crachats, selles, langes du nouvel enfant (mort quelques temps après de convulsions), il se produisit ce qui devait arriver infailliblement. L'influenza de ma malade avait ouvert la porte à une nouvelle infection et l'enfant fut emportée en quelques mois. Les tuberculoses externes ne s'étaient aucunement réveillées et sont restées jusqu'au bout parfaitement cicatrisées.

Enfin un dernier malade, complètement guéri d'un placard de lupus scléreux du dos de la main, est mort d'une affection intercurrente.

Élaguant les cas où le traitement fut abandonné presque au début ou n'a pas été continué suffisamment pour l'un ou l'autre motif, il me reste à considérer l'action du traitement chez 22 lupiques, 12 cas de gommes scrofulo-tuberculeuses et 4 cas où la tuberculose attaquait uniquement un ou plusieurs ganglions lymphatiques. Dans tous ces cas, la première chose à noter, c'est l'absence complète de réaction inflammatoire quelconque au niveau du point où se fait l'injection ; c'est aussi l'absence complète de réaction générale thermique ou de malaise quelconque.

Aucun de mes malades ne dut interrompre ses occupations habituelles par le fait d'une injection. Certains, au contraire, purent reprendre en peu de temps l'exercice d'un métier abandonné depuis longtemps par le fait de la maladie. Dans un cas, il y eut disparition définitive des cauchemars qui prenaient quotidiennement le malade au début de son sommeil.

Lupus. — Dès le début du traitement du lupus par les injections de tuberculine de Jacobs, on note d'une manière uniforme quelques symptômes locaux et généraux.

Les *symptômes locaux* se montrent surtout *dans l'atmosphère* de *lymphangites entourant les placards lupeux.* Ils sont constitués par une régression bien marquée des infiltrats lymphangitiques, donnant une diminution immédiate des dimensions apparentes du lupôme par décongestion, amincissement, pâleur des tissus tout à fait voisins ; les limites deviennent ainsi plus nettes.

En même temps, on constate fréquemment la formation de cordons minces de lymphangites, surtout au voisinage du ganglion lymphatique le plus proche. Celui-ci s'hypertrophie légèrement et peut devenir sensible ou même douloureux.

A cette période de symptômes locaux correspond souvent un *symptôme d'ordre général* : c'est une légère diminution du poids du malade, contrastant avec l'absence absolue de tout symptôme fébrile ou de malaise et avec l'augmentation de l'appétit.

La suractivité organique au niveau du lupus se traduit souvent aussi, à ce moment, par la disparition de phénomènes de pyodermisation surajoutée au lupus, ceci malgré l'abstention systématique de traitement local antiseptique.

Ces phénomènes lymphangitiques s'évanouissent très vite, aussi bien du côté des vaisseaux que des ganglions lymphatiques, et l'on assiste bientôt à *l'action sur le lupôme lui-même.*

Elle est très différente, non pas suivant les variétés du lupus (plan, surélevé, exedens ou non, typique ou atypique), mais, je crois, suivant les malades et suivant leur plus ou moins de ressort réactionnel.

Plusieurs cas sont restés tout à fait indifférents, et la régression des tissus malades a été nulle, le lupus ayant continué son évolution comme avant l'institution du traitement.

Je n'ai jamais noté d'aggravation.

Chez certains malades, on voit peu à peu, lentement, les placards lupeux ou les nodules isolés diminuer de volume, devenir moins saillants et moins étendus, se recouvrir d'un épiderme plus épais. Si on tend la peau au niveau d'un placard, on constate la fragmentation en noyaux, séparés par un tissu fibreux cicatriciel plus pâle s'infiltrant entre les néoplasmes restants, plus teintés, sucre d'orge.

C'est la marche vers la cicatrisation interstitielle.

J'ai noté chez plusieurs lupeux, au bout de quelques mois de traitement, alors que ce tissu fibreux cicatriciel avait englobé dans ses aréoles solides des fragments restés intacts, un arrêt complet dans la marche vers la guérison. La lésion présentait alors l'aspect du lupus en récidive, disséminée dans une cicatrice. J'eus alors l'idée de piquer le centre de chacun de ces noyaux d'une pointe fine de galvano-cautère, de manière à y déterminer une flèche d'eschare par brûlure et ainsi une réaction locale de circulation. Cette manœuvre est toute différente du procédé consistant en la destruction par galvano-puncture d'un noyau lupeux ; c'est une simple piqûre à la pointe fine du galvano-cautère au centre d'un amas lupomateux. Sous l'influence de la circulation plus intense déterminée par l'élimination de la petite eschare, une nouvelle amélioration se produisit, suivie souvent de cicatrisation. Cette manœuvre m'a régulièrement réussi.

Enfin, chez un nombre proportionnellement considérable de mes malades (un tiers environ), la disparition de placards lupeux s'est faite d'une façon complète, et je possède à l'heure actuelle des observations de lupus restés guéris depuis plus de deux ans, sans récidive.

Ces malades, comme tous ceux que je cite, ont été vus et contrôlés régulièrement par d'autres médecins dès le début du traitement. Les résultats pour quelques-uns m'ont été confirmés maintenus par lettres des confrères.

Gommes. — L'action de la tuberculine de Jacobs dans les gommes scrofulo-tuberculeuses dermiques ou hypodermiques est identique.

C'est également, au début, coïncidant avec une diminution du poids et le maintien d'un bon état général, une absence complète de réaction thermique et l'augmentation de l'appétit, le symptôme local de régression de l'atmosphère lymphangitique entourant les gommes, en même temps la répercussion momentanée sur la circulation lymphatique.

J'ai vu des gommes encore crues disparaître par résorption sans laisser aucune trace appréciable, si ce n'est la cicatrice. Chez une malade dont l'infection était caractérisée très grave par le volume des gommes atteignant les dimensions d'un œuf de poule, leur agglomération en grand nombre et l'existence simultanée en d'autres points du corps de lésions scrofulo-tuberculeuses, j'ai vu certaines de ces gommes volumineuses, non encore ramollies, se résoudre peu à peu et être remplacées par des cicatrices tout à fait pures de tissu tuberculeux, minces, non gaufrées, souples, finement vascularisées.

Chez la même malade, des ulcérations fongueuses en suppuration se sont peu à peu séchées et ont guéri, par transformation en cicatrices aussi parfaites qu'on puisse les désirer.

Chez une autre de mes malades, atteinte depuis des années, ayant subi les traitements les plus divers, des nodules rétractés, durs, mais persistant enchâssés dans l'hypoderme et que je croyais guéris, se sont réveillés et ont évolué en quelques semaines. Mais leur ramollissement se fit sans réaction périphérique, malgré l'ouverture à la peau et expulsion presque en bloc d'un magma solide comprenant tout le tissu gommeux mortifié. Trois de ces anciennes gommes expulsèrent des noyaux grisâtres, solides, ressemblant tout à fait à des noyaux crétacés : quelques-unes de ces formations étaient de la dimension d'un grain de blé, l'une d'elle grosse comme un petit haricot.

D'une manière générale on peut dire que l'action de la tuberculine est plus marquée et beaucoup plus rapide comme marche à la guérison dans les gommes que dans le lupus, même quand les gommes sont très anciennes et transformées en foyers ouverts.

Adénites. — J'ai soigné personnellement quatre cas de localisation gommeuse uniquement dans les ganglions lymphatiques, tous avec succès.

La marche fut semblable à celle des gommes cutanées.

Il me paraît intéressant de noter que, dans l'un de ces cas, une adénite gommeuse rétractée semblant ne plus se modifier, on en fit l'extirpation à la demande de la malade. Le chirurgien qui voulut bien se charger de cette opération des plus délicates (la lésion reposait sur la carotide) fut étonné de la facilité avec laquelle se fit l'énucléation. Ce fut en tout semblable à l'enlèvement d'un simple kyste, et la réunion de la peau se fit en quelques jours par première intention.

TRAITEMENT DE LA TUBERCULOSE PAR LA TUBERCULINE

par MM. les docteurs Samuel Bernheim et Martin Saint-Laurent de Paris (1).

Depuis la découverte du bacille de Koch, des remèdes d'origine bactérienne divers ont été successivement prônés et abandonnés. Presque tous ces remèdes sont des extraits glycérinés ou des filtrats de bacilles, et s'ils ont une grande valeur au point de vue diagnostic, leur effet thérapeutique peut du moins être contesté ; ou du moins leur action est tellement violente, la réaction locale et générale est tellement profonde, que cette médication a toujours été difficile à manier et acceptée difficilement des malades. En un mot, les inconvénients de ces remèdes sont plus considérables que les avantages ne sont réels, et la plupart des expérimentateurs qui les ont éprouvés ont dû y renoncer, à cause de la perturbation de l'état général, de l'augmentation même du mal et souvent de la précipitation de la marche de la maladie vers le dénouement fatal.

Dès la découverte de la tuberculine par Robert Koch, au moment même où la plupart des cliniciens chantaient victoire sur la promesse que le remède curateur de la tuberculose était définitivement créé, dès ce moment nous avons attiré l'attention sur le danger de cette tuberculine, sans toutefois vouloir contester la grandeur de la découverte ; nous espérions que d'autres tuberculines, moins difficiles à manier, nous mettraient à la fin à même de juguler la maladie et de la guérir avec certitude ; aussi avons-nous essayé avec une ténacité inlassable toutes les tuberculines préparées par des savants de valeur, et toujours nous avons rencontré les mêmes difficultés, l'impossibilité d'administrer longtemps ce produit biologique, à cause de la réaction qu'il provoquait.

C'est dans cet état d'esprit que nous avons appris que M. le docteur Jacobs, de Bruxelles, préparait une tuberculine facilement tolérée, qu'il utilisait avec succès dans le traitement de la tuberculose humaine. On nous a affirmé que ce liquide, cette tuberculine était inoffensive à manier, ne provoquait pas de réactions, de poussées congestives, etc. Des observations nombreuses et très concluantes nous ont été présentées à l'appui de cette opinion. Nous avons dès lors voulu nous rendre compte de l'exactitude de ces faits, dans le but de faire profiter d'une heureuse acquisition de la science les innombrables tuberculeux qui se pressent aux dispensaires de l'Œuvre de la Tuberculose Humaine.

Nous avons commencé ce traitement en janvier 1906. La durée du traitement n'est donc pas suffisante pour porter un jugement définitif sur ses résultats. Mais les premiers résultats ont été si encoura-

(1) *Communication au Congrès International de Médecine de Lisbonne.* Juin 1906.

geants en un temps si court, qu'en raison même du peu de temps durant lequel le remède a pu être appliqué, nous n'hésitons pas à les publier dès maintenant, dans ce très court travail, pensant qu'il n'est jamais trop tôt ni trop tard pour combattre le fléau tuberculeux qui décime l'humanité.

***

Avant d'exposer nos observations personnelles et nos réflexions à leur sujet, nous croyons faire œuvre utile en résumant la communication faite à la Société Internationale de la Tuberculose par le professeur Jacobs sur le mode d'action de cette tuberculine J. et sur le contrôle de cette action par l'analyse du sang. Nous analyserons ensuite les observations recueillies par les médecins belges et anglais qui ont appliqué la médication et la méthode dans le traitement des différentes localisations de la tuberculose. Nous rapporterons quelques observations intéressantes recueillies au Sanatorium de la Mantega. Nous aborderons ensuite les observations recueillies depuis le mois de janvier au dispensaire antituberculeux Émile-Loubet.

***

La tuberculine T. J. Son mode d'action. — « La meilleure médication antituberculeuse, nous disait le docteur Jacobs, dans sa communication à la Société Internationale de la Tuberculose (mars 1906), est celle qui vient renforcer les défenses de l'organisme, en soutenant ou en augmentant la phagocytose et l'apparition des anti-corps spécifiques de défense. C'est ce que produisent les injections de la tuberculine dans un organisme infecté. Mais il faut se garder de demander à l'organisme un effort trop considérable pour lui ; on provoque un épuisement des forces qu'on voudrait relever.

« La tuberculine introduite dans le sang entre en combinaison avec les éléments bactério-tropiques du sang, et lui soustrait une certaine quantité de substances protectrices, soustraction qui a pour conséquence une stimulation cellulaire, dont le résultat est une réaction nouvelle et surabondante de substance bactério-tropique protectrice. L'inoculation est suivie d'une phase négative, puis d'une phase positive. Mais cette régularité n'est pas constante. Chez un malade profondément infecté, où toute réaction défensive est épuisée, les tentatives d'immunisation n'ont comme résultat qu'une diminution plus accentuée du pouvoir défensif. Si l'on poursuit les inoculations, l'état du malade s'aggrave de plus en plus et il meurt épuisé. Ainsi s'expliquent les revers de l'emploi de la tuberculine de Koch.

« L'injection de petites doses répétées, en provoquant chaque fois une phase négative insuffisante, provoque également une phase positive insuffisante. Le malade reste en état jusqu'à ce que ces phases positives insuffisantes ajoutées l'une à l'autre finissent en s'additionnant par produire des effets cumulatifs positifs. Les substances protectrices augmentent dans le sang. Le malade devient de plus en plus résistant contre l'infection. On arrive ainsi à un summum d'immunité, où il convient de se maintenir.

« Si l'on poursuit les inoculations au delà du summum, il arrive un moment où cette immunité, ayant atteint son maximum, s'effondre. Donc, si la dose est suffisante pour provoquer une réaction, celle-ci porte en elle la guérison ou l'aggravation, selon qu'elle aura été assez ou trop forte. La question dose est donc primordiale. Il faut pouvoir doser les effets produits par l'injection de tuberculine et évaluer le degré d'immunisation obtenue. C'est ce que permet l'examen du sang par la méthode de Wright. »

Méthode d'examen du sang. Opsonisme. — L'organisme sain porte dans son sang une substance protectrice contre l'infection tuberculeuse en quantité suffisante. Chez le tuberculeux, cette substance protectrice est en quantité inférieure à celle d'un individu indemne de tuberculose.

Pour augmenter la puissance des produits protecteurs d'un organisme infecté, le docteur Jacobs se sert d'un vaccin bactérien provenant d'une culture sur bouillon de bacilles de tuberculose humaine de virulence toujours identique. Les cultures sont laissées à l'étuve jusqu'à réduction à 8 p. 100 du volume primitif, sont filtrées et stérilisées. Le liquide étendu de glycérine donne un liquide avec lequel on fait des solutions à titres différents.

Ces solutions, injectées à des animaux sains, n'entrainent aucun trouble sérieux. Chez les animaux tuberculeux, ils peuvent amener des troubles inquiétants mais passagers. Les foyers tuberculeux sont entourés de véritables exsudats phagocytaires qui isolent ces foyers, travail qui n'existe pas au sein des foyers nécrosés, des masses caséeuses. L'intensité du travail phagocytaire autour des foyers est en raison directe de l'intensité du mécanisme de défense que l'organisme emploie dans sa lutte contre le bacille de Koch. Cette phagocytose a lieu grâce à un élément susceptible de se combiner avec un bacille de Koch et de le préparer à la digestion intra-cellulaire. Cette substance, appelée par Wright *opsonisme*, peut être dosée par une goutte de sang.

Le mécanisme intime de l'action de cette tuberculine a été déduit de l'analyse du sang avant et après les injections d'un très grand nombre de malades. Le pronostic a été vérifié par des faits, et les résultats du traitement par cette méthode, appliquée par le docteur Jacobs et de nombreux médecins anglais, belges, etc., dans toutes les localisations de la tuberculose, ont été heureux. Nous ne pouvons rapporter ici les observations de ces confrères. Elles forment un volumineux dossier que nous avons analysé et dont nous relatons ici (1) les conclusions telles qu'elles ont été formulées par les auteurs eux-mêmes.

Ce dossier renferme 102 observations de tuberculose pulmonaire. On a observé :

5 cas dans lesquels le traitement est abandonné.
26 guérisons.
23 grandes améliorations.
17 améliorations.
14 guérisons partielles et améliorations partielles
3 améliorations passagères.
1 nul.
5 décès.
8 cas trop récents.

Il résulte de l'examen de ces observations que le premier résultat observé est le relèvement de la résistance organique. Les lésions locales semblent s'isoler de l'organisme, leur influence sur les autres organes semble diminuer progressivement. L'organisme, dirait-on, fait un grand effort pour extérioriser par une barrière de sclérose crétacée les foyers infectants.

La température s'abaisse progressivement. Les écarts entre le matin et le soir diminuent dans la plupart des cas. Les frissons et la transpiration disparaissent très tôt.

Parfois, il se produit des poussées congestives légères, soit à l'occasion d'un refroidissement, d'une grippe, d'excès de marche, etc., poussée qui évolue en quelques jours (2).

L'appétit revient progressivement après une diminution momentanée au début. De même le poids subit au début une diminution, puis remonte très vivement assez rapidement jusqu'à 5 et 10 kilogrammes. La toux diminue progressivement. L'expectoration devient moins abondante, perd les caractères de purulence pour devenir muqueuse.

Les bacilles de Koch dilués diminuent de plus en plus ; les formes granuleuses augmentent de proportion.

La phagocytose se développe. Les polynucléaires deviennent de plus en plus abondants. Enfin, les streptocoques, staphylocoques, les tétragènes, les cocci divers tendent de plus en plus à disparaître.

Au milieu de cette progression dans l'amélioration de la microbie, on observe des moments d'arrêt, des reculs même. A un moment donné, les bacilles de Koch augmentent, deviennent plus virulents. Les microbes associés augmentent. Ce moment correspond à une poussée ou au réveil d'un foyer ancien. Mais ce moment est en gé-

(1) *Le Progrès Médical belge*, 15 mars 1904.

(2) Ces poussées en aucun cas n'ont pu être imputées à l'injection.

néral très court. Quelquefois, l'amélioration s'arrête là. A la percussion on observe une diminution progressive des zones de matité, puis dans les cas heureux leur disparition.

L'auscultation révèle dès le début la diminution des zones congestives autour des foyers. Les râles de bronchite éparse diminuent, puis disparaissent. Au niveau même des lésions, les bruits hydroacriques diminuent de grosseur et les cavernes se dessèchent. Les lésions évoluent vers la cicatrisation, on a pu voir dans quelques observations la disparition des cavernes pulmonaires.

Les images radioscopiques corroborent parallèlement toutes les constatations à la percussion et à l'auscultation.

La guérison des lésions se maintient telle après la cessation de tout traitement.

***

Tuberculose laryngée. — 15 observations : 2 décès, 11 guérisons, 1 amélioration, 1 résultat nul.

Dans la tuberculose laryngée, l'hyperémie diminue rapidement, les ulcérations se séparent, laissant aux cordes vocales leur aspect nacré, brillant, normal. La voix revient claire. Dans tous ces cas, aucun traitement local n'a été fait. Les guérisons, contrôlées par des spécialistes, se sont maintenues telles.

***

Péritonite tuberculeuse. — Sur 17 observations, 13 guérisons, 1 grande amélioration, 1 décès, 1 observation de cancer intestinal, 1 cas rapidement abandonné, désespéré.

En général, les injections n'amènent pas de réactions locales, ni générales, excepté dans les cas aigus, où la température tombe d'ailleurs rapidement ; les noyaux, les gâteaux tuberculeux fondent lentement, mais progressivement, sans laisser de trace. Chez la femme, la menstruation reparaît régulière.

La guérison est en général rapide et se maintient telle plusieurs mois après la cessation du traitement.

L'entérite tuberculeuse donne lieu à 6 observations, dont 3 guérisons et 3 décès. Il est à signaler que les injections n'ont eu aucun effet nuisible.

***

La *tuberculose osseuse* a donné 13 observations :

1 cas sans résultat, 1 décès, 3 grandes améliorations, 1 amélioration, 5 guérisons, 2 guérisons partielles.

Il est à signaler que le traitement ici est très long. La douleur osseuse atroce est remplacée rapidement par un fourmillement dans les parties malades. A noter également aucune réaction locale ni générale.

Les ostéites fermées, sans communication fistuleuse avec l'extérieur, passent rapidement à la séclusion. Les os se dégonflent, la peau perd sa rougeur, sa tension. Dans quelques observations, on constate l'arrêt, la guérison, le réveil même des lésions et l'évolution de ces lésions sans la suppuration. S'il y a abcès fermé, quelques ponctions amènent la guérison sans fistules.

Les ostéites fistuleuses guérissent plus lentement, à cause des infections secondaires complexes et des séquestres qui doivent être éliminés ou extirpés.

***

Gommes scrofulo-tuberculeuses. — Des observations des docteurs Jacobs et Lespinne il résulte que les infections n'ont été accompagnées d'aucune réaction. Les lésions se sont rapidement amendées en elles-mêmes et autour d'elles, lymphangite, dermites, les adénites du voisinage se sont améliorées. Les gommes elles-mêmes se sont résorbées quand elles n'étaient pas parvenues au stade de fonte caséeuse. Arrivées à la fonte et fistulisées, ces lésions se sont amendées, les fistules se sont cicatrisées. Les cicatrices ont été remarquables par leur minceur et leur souplesse. La guérison a eu lieu, soit par une sclérose fibreuse interstitielle, soit par une cicatrisation des foyers.

Il en est de même des *lupus*. Dès le début des injections, surviennent des modifications dans les lésions, diminution, répression, disparition des lésions lymphangitiques et du tissu lipomateux lui-même, surtout dans des lupus récents (1).

***

Devant ces faits encourageants nous n'avons pas voulu rester inactifs. Nous avons utilisé au dispensaire Émile-Loubet la tuberculine Jacobs. Depuis le mois de janvier jusqu'au mois de juin, nous avons soigné par cette méthode plus de 60 malades, dont 12 ont reçu une quantité suffisante de sérum pour qu'on puisse porter sur eux un premier jugement. Tous sont en voie d'amélioration et nous allons rapporter ici quelques observations. Seulement la place nous fait défaut pour les relater toutes.

Obs. — Mme D..., 45 ans, se présente le 5 janvier dans un état lamentable. Toux fréquente empêchant le sommeil. Expectoration abondante, fièvre, frissons et sueurs nocturnes. Inappétence presque absolue, digestion très difficile, nutrition très défectueuse, amène un amaigrissement progressif, 38 kilogrammes.

---

(1) Les observations qui ont fourni la matière à ce travail, que nous empruntons au *Progrès Médical Belge*, sont très intéressantes et leur lecture serait très profitable aux médecins qui voudraient s'en donner la peine.

A l'examen, submatité du sommet droit ; à l'auscultation, craquements humides, abondants. L'analyse des crachats révèle de rares bacilles de Koch. Est soumise aux injections de tuberculine Jacobs et en a reçu 38.

Après les cinq premières injections la toux diminue, fièvre, les sueurs et l'insomnie diminuent. L'expectoration se supprime le 2 mars. L'appétit est revenu, la digestion se fait mieux et la malade a augmenté de poids (41 kilos). L'état général est bien meilleur.

La submatité a bien diminué au sommet droit, où on entend une respiration soufflante. L'analyse révèle de très rares bacilles.

Aucune réaction n'a été constatée jusqu'ici, ni locale, ni générale, jamais d'élévation de température.

Obs. — Mme B..., 4 janvier, malade depuis 18 mois, se présente dans un état de déchéance organique considérable. A peine peut-elle se traîner jusqu'au dispensaire. Tousse beaucoup, a craché le sang et crache du muco-pus et est en proie à une dypsnée extrême ; a maigri de 15 kilogrammes. Dans les crachats, de rares bacilles de Koch.

Submatité des deux sommets, respiration très obscure au sommet gauche. Craquements humides, râles fins au sommet droit en avant. Appétit nul, a maigri, pèse 41 kilogrammes.

Soumise au T. J., elle a reçu 27 injections.

Dès les premières injections, l'état général s'améliore, la marche devient plus facile, la dypsnée diminue, le sommeil devenu meilleur est bon actuellement. L'expectoration a diminué, puis se supprime après 15 injections.

La submatité un peu diminuée aux sommets, on n'entend plus que des craquements secs au sommet droit et une respiration un peu obscure au sommet gauche. Les bacilles sont très rares et la malade pèse 43 kilogrammes. Ici encore aucune réaction thermique n'a été constatée jusqu'ici.

Obs. — M. L..., employé de commerce, âgé de 24 ans, est malade depuis 5 ans et, soigné pour bronchite, se présente à la consultation le 5 janvier, fatigué, toussant dans la journée, surtout le matin, expectorant beaucoup, assez de bacilles de Koch, ayant peu d'appétit, digérant cependant bien et ayant maigri. Jamais d'hémoptysie ni de sueurs nocturnes.

A l'examen : submatité au sommet droit, craquements humides au sommet droit, craquements secs au sommet gauche, respiration diminuée et vibrations augmentées, surtout à droite. Est soumis aux injections de T. J. et en a reçu 50. La toux et l'expectoration ont d'abord diminué et, actuellement, le malade ne tousse et ne crache que très peu. Les bacilles ont diminué, assez nombreux au début, ils sont rares maintenant. L'appétit est revenu et l'état général est excellent. Le malade étant en augmentation de poids, de 52 kilogrammes pèse maintenant 55, ayant augmenté progressivement de 53, 54,4, 54,5, 54,7.

La submatité du début est à peine perceptible au sommet droit, les gros craquements humides ne sont plus que des crépitations fines et la respiration est entendue soufflante. Les craquements secs du sommet gauche ont disparu.

Voici un bel exemple d'un malade en voie de guérison après seulement 4 mois et demi de traitement et, chose à signaler, ayant continué tout le temps son travail et n'ayant jamais présenté aucune réaction ni locale ni générale, pas même au début du traitement.

Obs. — M. D..., mécanicien, 20 ans, malade depuis 2 ans, soigné à Cochin pour tuberculose pulmonaire. Se présente à la consultation le 5 janvier, dans un état lamentable, se plaignant de tout et de partout. Tousse beaucoup, expectoration des crachats muco-purulents renfermant peu de bacilles de Koch ; peu d'appétit, digère bien, et a maigri considérablement ; pèse : 56 kilogrammes.

A l'examen, on observe de la submatité des deux sommets, plus accentuée à droite, respiration obscure au sommet droit, crépitations fines au sommet gauche, craquements humides assez gros au sommet droit.

La base droite présente des frottements.

Soumis aux injections, il en reçut 17, toutes très bien supportées sans réaction aucune ; le malade a continué à se plaindre jusqu'à la huitième injection, mais à partir de la huitième injection tout commence à s'amender : la toux, l'expectoration, les douleurs. L'appétit augmenta et le poids s'éleva de 56 à 58 kilogrammes. Actuellement, l'état général continue à s'améliorer et les crachats renferment de très rares bacilles de Koch. Les signes locaux sont : crépitations fines au sommet droit et frottements à la base droite. Au sommet gauche, rien n'est perçu. Ce malade a continué aussi à travailler pendant toute la durée du traitement.

Obs. — M. C..., facteur des postes, 31 ans, malade depuis 4 mois, se présente avec un état général fort mauvais et prêt à quitter tout travail. Tousse beaucoup, crache beaucoup. Dans ses crachats se trouvent de très nombreux bacilles de Koch. Hémoptysie il y a deux mois. Fièvre chaque soir avec sueurs profuses, abondantes. L'appétit est nul, la digestion est fort difficile et la constipation opiniâtre. L'amaigrissement a été rapide. L'examen de la poitrine révèle : submatité des deux sommets, plus accentuée à droite.

Respiration soufflante au sommet droit avec de gros crachements humides et des râles humides, sous-crépitants.

Au sommet gauche des craquements secs. Le malade porte une volumineuse adénite axillaire.

Le malade a reçu 29 injections.

Après 14 injections, l'adénite axillaire qui existait depuis plusieurs mois a disparu complètement sans traitement spécial. L'état général s'est amélioré et est actuellement très bon. L'appétit est revenu, la digestion se fait bien. La fièvre et les sueurs ont disparu. Le poids est monté de 52 kilogrammes à 54 kg. 700, puis 55 ; actuellement, la respiration est obscure au sommet droit où on entend des craquements humides fins. La respiration est devenue normale au sommet gauche. Cette observation est remarquable en ce qu'elle montre que, loin de provoquer des réactions thermiques, la T. J. a abaissé la température dès le début.

Obs. — Mme D..., teinturière en peau, 45 ans, malade depuis un an, se présente avec des antécédents à signaler : mère morte de pleurésie de nature suspecte, père mort de bronchite chronique bacillaire, tous les enfants sont morts, l'un de méningite tuberculeuse, les autres d'affections pulmonaires. Avec un pareil cortège morbide, la malade se présente anhélante, avec un facies épouvantable, tousse énormément, crache autant, des crachats renfermant de très nombreux bacilles de Koch. Les urines portent des traces d'albumine. Les règles ont disparu depuis 8 mois. Le tube digestif est en très mauvais état, la malade a maigri, en 8 mois, de 10 kilogrammes. A signaler une volumineuse adénite sous-maxillaire, grosse comme une pomme, apparue depuis sa maladie.

A l'examen : matité au sommet droit. On entend un souffle avec des râles humides à timbre caverneux. A gauche, respiration très rude, râpeuse.

La malade a reçu 38 injections.

Après 3 injections, l'adénite commence à diminuer, et le 2 mars, après 12 injections, l'adénite offre l'aspect d'une galette aplatie et a diminué de trois quarts de son volume primitif ; actuellement elle continue à diminuer et il est à prévoir que dans quelques mois elle aura totalement disparu.

Autre fait important à signaler : c'est que les règles, après 8 mois de disparition, reviennent après 17 injections, et reviennent comme d'habitude.

Pour le reste, tout se passe comme chez les autres malades : l'état général s'améliore, l'appétit est revenu, la digestion se fait bien mieux. La fièvre et les sueurs ont disparu. Les crachats sont bien diminués et la toux est plutôt rare. Les bacilles sont encore nombreux dans les crachats. Il est à signaler que tous les signes d'amélioration ne sont parvenus que tardivement, et au début des injections la malade a semblé aller plus mal. Le poids avait diminué et était tombé de 51 à 46. Mais il faut se rappeler la présence de l'albumine dans les urines. Une phase négative nette a précédé la phase positive, qui n'est apparue qu'après 6 injections. De toutes les observations rapportées ici, c'est le seul exemple que nous avons de l'action spoliatrice primitive de T. J. apparaissant dans les symptômes.

Chez cette malade, les signes physiques se sont aussi amendés : au sommet droit la respiration est caverneuse, les râles ayant presque disparu, le foyer semblant se dessécher. Au sommet, la respiration râpeuse du début n'est plus qu'un peu rude.

*
* *

A la suite de ces observations personnelles, nous en rapportons deux recueillies au sanatorium de la Mantega, très intéressantes et montrant bien l'action puissante de la T. J. Nous les rapportons pour compléter nos observations au point de vue des modifications microscopiques survenant dans les crachats et pour montrer les modifications phagocytaires déterminées par le T. J.

Obs. — M. R..., ingénieur, 35 ans, est un remarquable exemple de l'excellence de la méthode.

Antécédents. — Fièvre typhoïde en 1885. Rhumatisme avec lésion cardiaque (1889), bronchite en 1884 et 1886. Le 29 mai 1902, s'est aperçu de la tuberculose. Depuis le 7 octobre, 68 injections. L'état général excellent, le poids augmente régulièrement, les forces reviennent en même temps que la gaieté.

La température se maintient normale, 37°7 le matin et 37°4 le soir.

Lésions. — Quoique congestif, le malade n'a donné jusqu'ici aucun ennui, a présenté des réactions très légères coïncidant avec l'augmentation de la durée et de la fréquence des cures solaires. Les lésions sont en bonne voie, aussi bien en étendue qu'en intensité. L'amplitude de la respiration est augmentée. Analyse des crachats faite le 21 octobre, le 24 octobre, les 18 et 24 novembre. Elles montrent également l'augmentation de la phagocytose d'une façon remarquable. Le 2 novembre, 63 p. 100 ; le 4 novembre, 66 p. 100 ; le 18 novembre, 100 p. 100, taux auquel il s'est maintenu depuis.

Les bacilles ont diminué d'une façon extraordinaire : on n'a trouvé que 4 bacilles sur les crachats après une demi-heure de recherche. Une deuxième préparation de contrôle d'un autre crachat n'en contenait *qu'un* après un quart d'heure de recherche. Les microbes associés ont complètement disparu, on n'a trouvé qu'une dizaine de tétragènes.

Le 10 décembre, l'analyse ne révèle qu'un seul bacille.

Le 29 décembre, l'analyse ne montre aucun bacille, et les microbes associés ont complètement disparu.

Obs. — Mme D..., 54 ans, père mort de bronchite chronique (?), une fille morte de tuberculose à 12 ans, un garçon mort de méningite à 15 mois. Mme D... a eu la coqueluche enfant, rougeole 1886. Pleurésie, 1887. Toux sèche et rhumes fréquents depuis 1898. Grosse bronchite en 1903 et malade depuis. Entre en novembre. Au début du traitement état général absolument mauvais, facies cachectique prononcé, dénotant une intoxication profonde. Pas d'appétit, pas de sommeil. Tout cela s'est considérablement amélioré de novembre au 30 décembre. Les règles, qui étaient absentes depuis deux mois, sont reparues le 30 décembre, mais la malade crache toujours beaucoup.

État des lésions. — Malade très touchée avec une caverne aux deux sommets et des râles énormes dans toute l'étendue des deux poumons, tel était l'état à l'arrivée. Depuis, jusqu'au 30 décembre, le poumon droit, qui est le moins atteint, s'est presque complètement détergé, non sans peine, à grand renfort de cataplasmes sinapisés. Du 30 décembre au 28 février cette caverne du sommet s'est cicatrisée et le reste du poumon doit s'être débarrassé des râles qui l'encombraient. La caverne du sommet gauche gargouille toujours, entourée d'une zone de râles muqueux.

Analyses des crachats. — Le 6 décembre, magma informe où l'on ne reconnaît rien. Le 17, la diapédèse commence à s'affirmer : culture remarquable de bacilles de Koch, microbes associés en nombre incalculable. Phagocytose, 53 p. 100. Le 26 décembre, les bacilles de Koch sont moins nombreux : 4 à 6 par champ dans les endroits assez épais, de taille moyenne, quelques-uns avec des espaces clairs, généralement isolés. Infection secondaire nulle. Le poids est resté stationnaire de novembre à février : 51 kilogrammes.

Le pronostic, qui était mauvais au début, est bien moins sombre, on pourrait dire qu'il est maintenant assez bon.

* * *

Voilà les faits. Ils parlent par eux-mêmes et nous dispensent de longs commentaires. Aussi n'insisterons-nous que sur quelques points intéressants.

Tout d'abord il ressort de ces observations que les injections de T. J. ont été absolument inoffensives, injectées selon la méthode que nous avons adoptée dans les différents dispensaires de l'Œuvre de la Tuberculose Humaine.

Chez tous nos malades, nous avons pratiqué les injections à la fesse. Nous avons choisi cette région à cause de la commodité qu'elle offre pour les injections intra-musculaires. Nous l'avons choisie de préférence à la région dorsale, afin de n'entraver en rien les traitements adjuvants qui pourraient être indiqués à un moment donné, tels que : application de ventouses, de pointes de feu, de cataplasmes sinapisés, de teinture d'iode, etc. Nous devons ajouter que, dans aucun des cas que nous avons observés, il n'a été nécessaire d'appliquer cette médication adjuvante.

L'injection a été faite deux fois par semaine. Nous avons injecté 4 ampoules jaunes, puis 4 ampoules bleues, puis 4 ampoules blanches, puis 4 ampoules violettes 2 à 3 fois, jusqu'à présent. Ces différences de teintes du verre contenant le liquide à injecter marquent le titre de la tuberculine y contenue. Nous le répétons ici, aucune réaction locale, ni générale n'a suivi l'injection de ces ampoules ; chez aucun malade soigné ni frissons, ni chaleur, ni sueurs, ni augmentation de la température, aucune réaction n'a été observée. Au contraire, quelques malades, fébriles au début du traitement, ont vu leur température s'abaisser rapidement. Nous en avons rapporté un cas. L'état général des malades s'est amélioré rapidement, à la suite du relèvement de l'appétit, de l'amélioration dans les fonctions gastro-intestinales. La suppression des médicaments, en évitant la gastrite médicamenteuse, a été un facteur important de l'amélioration de la digestion. Un soulagement général est perçu par le malade : malaises vagues, douleurs erratiques, lassitudes dans les membres, font place à un bien-être qui encourage le malade à poursuivre son traitement, et presque tous les malades soumis aux injections y sont venus régulièrement.

Dans toutes nos observations le poids a augmenté de 1 à 3 kilogrammes en 1 mois et demi. Dans un seul cas il a baissé au début des injections, mais dans ce cas le malade était albuminurique et soumis au régime lacté. Mais le poids s'est relevé peu de temps après, malgré le régime mi-lacté et mi-végétarien. L'état général s'améliore au point que les fonctions supprimées par la cachexie reviennent, telles les règles, chez la femme.

Chez tous les malades, l'état des lésions pulmonaires s'est amélioré : la matité passe à la submatité. Les zones mates diminuent de volume, la tonalité s'abaisse, l'amplitude du son de percussion augmente, les craquements humides deviennent des craquements secs, les râles s'atténuent et disparaissent laissant un souffle à timbre bronchique ou caverneux ; selon les lésions, les cavernes tendent à se dessécher. La sclérose progresse autour des foyers et on assiste à la marche vers la guérison.

La toux et l'expectoration se modifient seulement après la 10e injection en général. Elles diminuent considérablement et quelquefois disparaissent complètement.

Les bacilles contenus dans les crachats diminuent de nombre, dans 4 cas ils ont disparu ; ils tendent à disparaître chez plusieurs autres comme en attestent les deux observations prises au sanatorium de la Mantega ; les formes grêles apparaissent avec des espaces clairs et des spores. Le nombre des phagocytes polynucléaires augmente, les bacilles libres diminuent de nombre, au profit des phagocytes qui augmentent.

Nous n'avons pas pu analyser le sang de nos malades avant et pendant le traitement et suivre ainsi les modifications de l'échelle opsonique. Nous avons procédé d'une façon empirique, comme les médecins belges et le professeur Jacobs lui-même avant qu'ils connussent la méthode Wright. Les résultats obtenus ainsi empiriquement ont néanmoins été très satisfaisants. L'analyse du sang n'est donc pas indispensable au point de vue pratique en procédant prudemment. Mais rappelons-nous le mécanisme de l'action de la T. J. : avant de provoquer une action immunisante positive, la T. J. provoque une soustraction de substances protectrices et une phase négative, soustraction, phase négative qui, chez un malade profondément infecté, affaibli au point de ne pouvoir réagir et faire les frais d'une phase positive, peuvent avoir des conséquences malheureuses. Rappelons que même chez le malade réagissant bien, chez lequel chaque injection provoque un accroissement progressif de l'immunité, il arrive un moment où cette immunité, ayant atteint son maximum, s'effondre sous l'action répétée des inoculations.

Rappelons-nous encore que si la dose de vaccin injectée est insuffisante, la phase négative est insuffisante ou manque, et que partant la réaction positive est insuffisante ou manque à son tour, et qu'ainsi le malade ne fait aucun progrès pendant une période indéterminée. Il reste stationnaire. Donc si la dose est insuffisante, il n'y a aucune action, la médication est nulle. Si la dose est suffisante pour provoquer une réaction, celle-ci porte en elle la guérison ou l'aggravation. La question de dose est donc importante. Elle est nécessaire pour poursuivre le traitement d'une façon sûre et scientifique et pour suivre aussi *de visu* l'augmentation des forces difficile du malade.

Donc, si pratiquement elle n'a pas été absolument indispensable et si l'application empirique de la méthode, mais prudente, a donné de bons résultats et jamais d'accidents, scientifiquement elle devient nécessaire.

Aussi avons-nous l'intention à l'avenir, et dès que nous aurons acquis les connaissances pratiques suffisantes, de continuer le traitement des malades anciens et de commencer celui des nouveaux en contrôlant la méthode par l'analyse du sang et faisant la courbe opsonique de chaque malade. Les résultats de ce travail complétant le présent feront l'objet d'une communication, où nous pourrons d'une façon scientifique et définitive juger la méthode de traitement par la T. J.

***

Conclusions. — Disons, avant de conclure, que ce sont les formes de tuberculose jeune, c'est-à-dire de date récente, qui sont le plus sensibles et qui profitent le mieux du traitement par la tuberculine. Les malades atteints depuis plusieurs années, c'est-à-dire les formes de tuberculose ancienne, sont plus indifférentes et profitent moins vite de cette méthode. Comme nous l'écrivions au début de ce travail, les premiers résultats obtenus, même en un temps si court, nous ont paru si encourageants que nous n'avons pas hésité à les faire connaître, afin de provoquer des travaux analogues au nôtre et surtout commencer la lutte contre la tuberculose dès qu'elle est possible. Jusqu'à ce jour, il n'existait aucune tuberculine maniable qu'on puisse administrer sans danger et longtemps; même quand on jugeait que l'acclimatement médicamenteux était atteint, il se produisait subitement chez le malade acclimaté des surprises désagréables, des réactions dangereuses, et rarement on poursuivait le traitement assez longtemps pour atteindre la guérison. La plupart des malades soumis aux injections de tuberculine quittaient du reste et cette méthode biologique et le médecin traitant. Avec la tuberculine J., cette réaction n'existe pas et les tuberculeux améliorés assez rapidement ne demandent pas mieux que de suivre cette méthode.

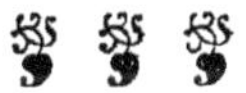

TRAITEMENT DE LA TUBERCULOSE PULMONAIRE PAR LA T. J. SOUS LE CONTROLE DE L'EXAMEN OPSONIQUE

Par le Dr A. Delattre (1)

Nous savons surabondamment aujourd'hui, et cela ne fait plus de doute pour aucun médecin, que la tuberculose est une maladie curable. Sans remonter à l'ancien argument des autopsies d'individus ayant succombé à une affection quelconque et chez lesquels on trouvait des tubercules fibreux et crétacés, cicatrices d'anciennes lésions, nous avons vu, tous, des malades qui sont guéris et qui ne conservent de leur affection à bacilles de Koch que le souvenir.

Le tubercule est une néoplasie qui tend naturellement à se caséifier, mais aussi à se scléroser, les ulcérations tuberculeuses se cicatrisent et l'enkystement des foyers caséeux se produit. Les cavernes peuvent se combler de bourgeons charnus ou se revêtir de tissu cicatriciel. Généralement, les tubercules caséifiés, enkystés, s'incrustent de sels calcaires et sont transformés en masses inoffensives. Que la forme fibreuse soit plus favorable, qu'elle évolue plus rapidement vers la sclérose, la forme commune avec ramollissement et excavation n'en est pas moins curable si elle n'est pas une forme rapide et si elle évolue dans un organisme encore résistant.

Les moyens thérapeutiques qui ont été mis en action jusqu'à ces dernières années contre cette affection ont bien montré, par leur diversité, leur peu de valeur. Après avoir dirigé tous leurs efforts contre l'appareil respiratoire, dans la tuberculose pulmonaire, en usant et en abusant de la créosote et de ses dérivés, après avoir prescrit aux malheureux phtisiques des inhalations et des pulvérisations de toutes espèces, — après avoir fait des révulsions anodines ou barbares sur les pauvres thorax paralytiques, devant l'inanité de leurs efforts, les thérapeutes se sont rabattus sur les modificateurs généraux de la nutrition : longtemps l'arsenic et le phosphore ou leurs dérivés se partagèrent les faveurs médicales. Avec l'huile de foie de morue, le médicament-aliment, telle était la formule du traitement de la tuberculose pulmonaire dans les classes peu aisées.

---

(1) *Progrès Médical Belge*. 15 Juillet 1906.

Ce n'est que tout récemment que le sanatorium devint un instrument de lutte antituberculeuse pour la classe laborieuse. Il était resté longtemps un privilège des riches, qui y trouvaient l'*air pur*, le *repos*, la *suralimentation* bien réglée. Dans ces établissements, le malade guérissait si ses ressources organiques le permettaient encore, si ses lésions n'étaient pas trop avancées. Les malades étaient placés dans les meilleures conditions d'hygiène — on leur faisait en ce sens la meilleure éducation — l'usage du crachoir et du thermomètre est bien enseigné — l'exercice qu'ils peuvent prendre est bien réglé — toute la thérapeutique consiste à combattre les symptômes.

Pour les cas chroniques, cela pouvait suffire, mais le malade devenait-il la proie d'une de ces poussées aiguës si fréquentes dans toutes les affections chroniques ou était-il en période aiguë de début, quelles étaient les ressources du médecin?

Dans ses considérations sur les infections chroniques, Le Dantec oppose aux maladies aiguës les symbioses qui sont réalisées lorsque le parasite introduit dans l'hôte est susceptible de se mettre en équilibre avec lui et d'y rester indéfiniment; le parasite alors se multiplie, échange avec l'hôte des substances alimentaires et excrémentitielles, et le résultat de cet ensemble est que l'hôte continue à vivre dans un état parfait.

Dans les maladies chroniques, la lutte est moins acharnée et la durée de la bataille peut tenir à bien des causes, entre autres celle-ci : tout en nuisant à l'hôte qui résiste, le parasite ne détruit que des éléments histologiques d'importance secondaire pour la vie de l'hôte, *des phagocytes*, par exemple, qui succombent dans la lutte et sont remplacés par d'autres; il y a de petites batailles locales sans danger, à moins que les résidus ne viennent encombrer un organe important, causer un trouble circulatoire ou une hémorragie sérieuse.

Nous apercevons ici la notion du rôle important des phagocytes dans la résistance de l'organisme. Nous voyons que ce sont eux qui commencent la lutte et en font les frais.

De quelle façon cette fonction importante du globule blanc est-elle mise en jeu dans l'organisme qui se défend?

Des travaux récents de Wright et Douglas ont mis en lumière les conditions de cette fonction. *In vitro* les leucocytes se saisissent des microbes suspendus dans du sérum. Si, dans cette expérience, on remplace le sérum par une solution isotonique et que, par un *lavage*, on débarrasse les leucocytes de toute trace de sérum, la phagocytose se manifeste à peine. Si, d'autre part, on met en présence dans une solution saline des leucocytes lavés et des microbes ayant séjourné dans du sérum et débarrassés de celui-ci par des lavages répétés, elle se produit activement.

Par ces expériences, Wright démontre l'existence de substances qui existent dans le sérum et qui mettent en jeu l'action phagocytaire des globules blancs vis-à-vis des microbes, ces substances ont été appelées *opsonines*. Ces substances joueraient le rôle de sensibilisatrices, seraient fixées sur les microbes et les prépareraient à être phagocytés. Des expériences ont prouvé que si l'on immunise un animal contre tel ou tel microbe, il se développe des opsonines spécifiques dans le sérum.

Les opsonines du sérum normal n'agissent pas sur les microbes d'une virulence exagérée. C'est ce qui explique le fait signalé par Denys : que des streptocoques très virulents ne sont pas phagocytés dans du sérum normal, tandis qu'ils le sont dans du sérum antistreptococcique. Les opsonines nous expliquent ce fait par leur fixation sur les streptocoques, qui amorcent les phagocytes.

Le pouvoir opsonique du sang a été trouvé augmenté chez les convalescents de certaines infections, dans l'érysipèle et la fièvre typhoïde (Ruediger), avant et après la défervescence de la pneumonie (Rosenow), chez les convalescents de pneumonie (Hektoen et Rosenow).

Wright ne s'est pas contenté de mettre en lumière ces faits intéressants, il a imaginé une méthode pratique susceptible de rendre des services inappréciables en clinique. Savoir comment un organisme se défend contre une infection, pouvoir estimer sa résistance à différents moments, en nous éloignant de l'empirisme, nous permet une thérapeutique plus active et l'emploi de nouveaux moyens pour combattre les infections. Sa méthode est basée sur la numération des microbes phagocytés en un temps donné, en présence de sérum du malade, et par comparaison du nombre d'éléments phagocytés vis-à-vis du sérum normal, il établit un indice. L'application du procédé a été faite pour différentes infections. Nous envisagerons seulement la question au point de vue particulier de la tuberculose et de son traitement par la T. J.

Dans sa communication à la Société internationale de la Tuberculose, le docteur Jacobs dit que sa tuberculine, la T. J., « est un vaccin bactérien provenant d'une culture sur bouillon de bacilles de tuberculose humaine, de virulence toujours identique et contrôlée, laissée à l'étuve un temps déterminé. Après réduction à chaud dans le vide, jusqu'à réduction de 8 % du volume primitif, les cultures sont filtrées sur porcelaine et stérilisées, le liquide est étendu de glycérine pour obtenir une liqueur mère au moyen de laquelle on fait des solutions de titres différents ».

Les autopsies des animaux infectés qui avaient reçu des injections de T. J. montrent « des foyers tuberculeux entourés de véritables exsudats leucocytiques qui isolent en quelque sorte ces foyers ; les leucocytes sont le siège d'une phagocytose intense amenant la destruction des bacilles autour des lésions tuberculeuses vivantes. A une période expérimentale plus avancée, on voit le foyer devenir de plus en plus petit, se nécroser et même finir par être éliminé ».

Ces quelques données anatomo-pathologiques nous montrent bien la façon de réagir de l'organisme ; localement en face de l'infection, il se protège, il se fait une barrière de leucocytes pour tenter de se soustraire aux effets nocifs des bacilles et de leurs produits. Nous voyons ici que, grâce à cette zone de défense, les lésions marchent en suivant un processus de guérison. Comment agirait donc la T. J. si ce n'est en créant cette zone, à la faveur des substances protectrices, des opsonines de Wright qui resserrent en des limites étroites le champ d'action funeste des bacilles ? Ces substances protectrices venant en combinaisons *destructives* avec l'élément étranger qui a cherché son habitat dans l'organisme.

Le vaccin microbien inoculé, entrant en combinaison avec les substances protectrices naturelles du sang, en soustrait une partie et la conséquence en est une stimulation cellulaire intense et une formation surabondante de ces substances. En effet, Wright a bien démontré pour le bacille d'Eberth et le staphylocoque, grâce à sa méthode, que l'inoculation est suivie d'une phase *négative* — période pendant laquelle les substances protectrices diminuent — qui précède la phase *positive* correspondant à une augmentation de substances protectrices. Cet afflux est passager, mais en fin de compte il en résulte un accroissement plus ou moins durable de la valeur protectrice du sang. « C'est la loi du flux et du reflux et de la marée montante de l'immunité. » Devant cette succession de phases négative et positive, si nous voulons augmenter la résistance d'un organisme, nous comprenons qu'il faudra seulement inoculer le sujet en phase positive. Si nous faisons les inoculations sans mesure, nous risquons d'accumuler les phases négatives et notre malade n'en tirera aucun avantage ou s'en trouvera mal. Je crois que ce sont ces injections faites coup sur coup qui ont amené certains médecins à dénier toute action à la T. J.

Et cependant la phase négative, toute fugace qu'elle soit en général, bien que peu marquée, n'aurait pas dû échapper aux observateurs. J'insisterai tantôt sur les petits signes de dépression.

Depuis plusieurs mois j'ai appliqué au traitement de la tuberculose pulmonaire les injections de T. J., sous le contrôle de l'examen du sang au point de vue opsonique. Les malades en traitement sont tous des bacillaires, comme l'a démontré l'examen microscopique de l'expectoration au début du traitement. Quelques-uns seulement ont commencé le traitement en période aiguë du début; la plupart sont des travailleurs qui sont atteints de forme chronique les empêchant pour le moment de gagner leur vie et dont l'alimentation n'a pu être que suffisante. Tous tiennent un carnet de température qu'ils notent trois fois par jour. L'examen opsonique du sang est fait avant la première injection.

L'injection est faite habituellement dans la fesse, intra-musculaire, à l'aide d'une aiguille de 4-5 centimètres de longueur; elle est très peu douloureuse, ne donne qu'une sensation d'engourdissement du membre inférieur qui disparaît en cinq ou dix minutes. Jamais nous n'avons eu d'abcès — à peine faut-il dire que seringue et aiguilles sont préalablement bouillies, et la région d'inoculation lavée à l'alcool-éther. En général, nous revoyons les malades deux jours plus tard et nous faisons une prise de sang pour un nouvel examen opsonique. Au début du traitement, cet examen se fait fréquemment; c'est alors, en effet, que le malade doit être suivi de plus près, qu'il faut craindre d'accumuler les phases négatives qui suivent l'injection si l'on veut atteindre un résultat favorable. Une nouvelle injection n'est faite que quand l'examen du sang donne un indice opsonique supérieur à l'indice primitif. Habituellement nous trouvons chez les tuberculeux pulmonaires chroniques, au début du traitement, un indice de 0.60 à 0.80. Au moment de la phase négative, il y a un abaissement assez variable pour chaque cas, et à la période positive suivante l'indice s'élève, monte vers la normale (égale à 1), la dépasse même parfois et s'y maintient un temps variable. C'est à ce moment qu'il faut faire une nouvelle injection. Si une nouvelle injection n'intervient pas pour maintenir le degré d'immunisation obtenu, le taux opsonique retombe. Il y a donc un *moment* dont il faut savoir profiter pour tirer de l'injection tout son bénéfice.

Quelle est la durée habituelle de ces phases négative et positive? Cette durée n'est pas fixe. Si, bien souvent, la première phase se passe le lendemain ou le surlendemain de l'injection, dans bien des cas je l'ai vue durer trois à quatre jours et même plus. C'est surtout dans certains cas aigus ou au cours d'une poussée que la réaction tarde à se manifester et dure plus longtemps. D'autre part, tel malade dont les réactions furent tardives au début du traitement, les fait plus rapidement dans la suite, et si l'examen opsonique nous manquait à ce moment, le même intervalle étant observé entre les injections, celles-ci arriveraient trop tard, à un moment où le taux opsonique se serait abaissé, l'amélioration se maintiendrait à peine et le remède serait accusé d'avoir épuisé son action.

Peut-on constater cliniquement les phases négative et positive ? D'habitude les malades questionnés à ce sujet ont accusé peu de symptômes. Rien ne les a frappés. Ce n'est qu'en les interrogeant méticuleusement que l'on arrive à recueillir quelques petits signes qui n'avaient pas éveillé leur attention. C'est pour la période négative : une légère courbature, les membres un peu alourdis, quelquefois des fourmillements dans les membres inférieurs, d'autres fois de la raideur articulaire, un peu d'arthralgie, le sommeil légèrement agité ou plus profond que d'habitude, au réveil une sensation de tête vide, parfois un vertige, un état nauséeux qui dure à peine. Une fois j'ai vu un abattement assez marqué, sans avoir pourtant rien de critique, accompagné d'un vomissement. Généralement à cette période, la température des malades descend de deux ou trois dixièmes de degré. Au niveau des lésions, les malades accusent une sensation « de tension », les douleurs névralgiques, les points de côté sont plus sensibles. Au niveau de l'isthme du gosier et du pharynx, j'ai eu l'occasion de noter une légère rougeur accompagnée de sensation de chaleur. Dans un cas où, par erreur, une injection de tuberculine d'un numéno trop élevé avait été donnée, il n'y eut aucune réaction thermique, mais seulement, pendant deux ou trois jours, une sensation de brisures des côtes, une légère douleur rétro-sternale, et ce ne fut que vers le septième jour que l'indice opsonique du malade, qui s'était vivement abaissé, commença à se relever ; au douzième jour seulement l'inoculation suivante put être faite. J'ai observé que la phase négative s'exagère par une légère fatigue, à la suite des bains chauds, des purgatifs.

Au moment où succède la période positive, tous les petits symptômes dont je viens de parler disparaissent. Le malade se trouve dans un état d'amélioration, il vit mieux. La température cependant, que nous avions vue légèrement abaissée, remonte légèrement. Elle ne reste définitivement abaissée qu'après un certain nombre d'injections.

Si les phénomènes dont je viens de parler suivent les premières inoculations, il n'en est pas toujours ainsi dans la suite. Au bout d'un certain temps les symptômes d'amélioration se manifestent carrément, et l'on ne voit plus, au moment de la période négative, qu'une légère augmentation de l'expectoration qui, en même temps, devient plus fluide.

Ce qui précède nous montre qu'il n'est pas possible de déterminer, par les signes cliniques, le *moment* où l'organisme réclame une nouvelle injection.

*
* *

Sans avoir, à ce jour, recueilli des documents nombreux, je dirai pourtant que tous les tuberculeux injectés ont été sensibles au remède et influencés favorablement. Dès le début des injections on voit l'appétit se réveiller, le fonctionnement des voies digestives se rétablit normalement en même temps que le malade maigrit pendant les dix à quinze premiers jours, ensuite il commence à grossir. Les sueurs nocturnes disparaissent assez vite, en même temps que la toux nocturne se supprime. La toux et l'expectoration se modifient dès les premières injections ; l'expectoration devient d'abord plus abondante et plus liquide, elle est rendue plus facilement. La toux ne se produit plus que pour expectorer, la petite toux irritative a disparu. Dans bien des cas, j'ai vu les bacilles diminuer et même ne plus reparaître après trois ou quatre semaines de traitement. Dans les premières semaines, les associations microbiennes ne se constatent plus à l'examen de l'expectoration. Certains malades à formes aiguës ont cessé de cracher en trois à quatre semaines et, sans prononcer le mot de guérison, je puis dire qu'ils sont en si bel état qu'on peut l'espérer complète.

A l'auscultation des malades on est frappé des modifications qui se produisent rapidement dans les lésions. Les râles humides et les craquements disparaissent vite, les cavernes n'ont plus ces gros râles que les malades eux-mêmes percevaient, elles existent encore mais sont asséchées.

Il est à remarquer que tous les malades en traitement ont été soignés par la tuberculine, à l'exclusion de tout médicament ; que la plupart sont des travailleurs qui habitent la ville, dans des quartiers insalubres ; que leurs ressources limitées ne leur permettent pas une alimentation choisie. L'indice opsonique s'est rapidement élevé à la normale, chez tous, généralement vers la cinquième injection.

Comme je l'ai dit plus haut, l'examen opsonique du sang était fait pour chaque malade, le *moment* des injections est déterminé nettement ; cet examen a le plus d'importance au début du traitement, dans les formes aiguës, et dans les formes chroniques quand l'amélioration semble subir un temps d'arrêt. Nous en arrivons ainsi à faire au malade une injection tous les cinq jours environ, surtout au commencement ; dans la suite, l'expérience et l'examen du sang nous ont montré qu'on peut les rapprocher. Nous faisons d'abord cinq à six injections du nº I (ampoules jaunes) avant de passer au nº II (ampoules bleues) dont nous donnons aussi cinq ou six injections. Au nº III (ampoules blanches) nous restons assez longtemps.

De ce qui précède je conclurai :

La guérison de la tuberculose pulmonaire est puissamment aidée par la tuberculine de Jacobs.

La T. J. est inoffensive, ne donne pas de réaction thermique, contribue au relèvement rapide des malades, à l'amélioration des lésions qui se réduisent, évoluent nettement vers la guérison.

Les injections faites sous le contrôle de l'examen opsonique du sang ont leur maximum d'efficacité, les employer sans cet examen c'est retourner à l'empirisme.

www.ingramcontent.com/pod-product-compliance
Ingram Content Group UK Ltd.
Pitfield, Milton Keynes, MK11 3LW, UK
UKHW020407230726
13925UKWH00003B/1298

9 782014 057393